初めて学ぶ
脳神経疾患の漢方診療

―おもな漢方処方と治療報告―

著
宮上光祐
竹の塚脳神経リハビリテーション病院院長
日本大学客員教授

新興医学出版社

序　文

一般に西洋医学で教育されたわれわれにとって，漢方医学の治療効果に疑問視する向きも多い．これは西洋医学が科学的，実証的であるのに対し，漢方医学は個人の体質・特徴を重視した全人的医療であることにもよる．漢方治療にあたって個人の病態診断（「証」の決定）が重要であるが，これが西洋医学教育で育った者にとってはしばしば困難であり，漢方治療の導入を困難にしている一因でもある．しかし，1976 年に漢方製剤が健康保険医療に導入されたことから，漢方薬を処方する医師が増加し，各種疾患においてその治療効果と有用性が報告されつつある．

脳神経疾患においても漢方治療の使用頻度はいまだ低く，著者も漢方治療の経験のなかったかつてはそうであった．しかし，症例の適応を考え漢方を使用したところ，驚くほど奏効することも少なくないことを知った．実際，西洋医学で難渋する疾患や慢性に症候が持続する症例などで漢方治療を用いた場合，しばしば有用であったことを経験する．脳神経外科領域では，漢方療法の有用性，意義を認識する者や，漢方治療に興味をもつ者が集まって 1996 年に「脳外科と漢方」という名称で研究会が始まり，2001 年には「日本脳神経外科漢方医学会」へと名称の変更とともに全国規模の学会になり，学会演題数も増加し発展している．

本書を書くに至った経緯は，これまでに脳神経疾患を中心とした漢方治療のまとまった著書がないか，記載があっても総論的，または症例報告の経験例が多く，まとまった症例による有効率の解析などを含めた文献的考察がみられなかったことから始まる．そこで，著者は漢方治療医としては浅学菲才ではあるが，十数年の西洋医学の中での脳神経疾患を対象とした漢方の治療経験をもとに，「脳神経外科と外来漢方」として「モダンフイジシャン」誌に連載した．これらをもとにして，さらに加筆・訂正などを行って，一冊の本にまとめたものが本書である．各疾患，または病態についての漢方治療について，できるだけ多くの症例を対象にして解析したおもな文献を集めて検討しまとめたものである．

本書の内容の特徴としては，以下があげられる．

①西洋医学を学んできた者にも漢方治療へ入りやすくするために，おもに疾患や症候別に漢方薬を選択し，第一選択薬として推奨される漢方薬を含め，汎用されるおもな漢方薬について述べた．あまり虚実，気・血・水などの随証にはこだわらなかった．

②各疾患や病態の西洋医学的診断と一般的治療の概説とともに，どのような病態（状態）で漢方薬を適応とし，有効であるかを述べた．

③各疾患または症候に対するおもな漢方薬の治療効果について，できるだけまとまった多数例の文献報告をまとめて表示し，有効率，治療効果を比較して具体的に示した．

④脳神経疾患に対して汎用される漢方薬とその構成生薬の一覧を表示し，それぞれの要点について説明した．

本書は，脳神経疾患の漢方診療において，神経内科，脳神経外科，脳神経疾患を扱う一般内科，研修医，ペインクリニックなどの各医師や，漢方治療に興味を持つ医学生，薬剤師，看護師を対象として執筆したものである．脳神経疾患の一般診療において，本書が患者の治療に少しでも役に立てば望外の喜びである．

著　者

目　次

I 総　論

II 脳神経疾患からみた漢方治療

[神経外傷]

MEMO

付 脳神経疾患・病態に対するおもな漢方治療報告

I

総　論

その0 総　論

要点：

❶西洋医学で教育されたわれわれには，一般に漢方薬の治療効果に対し疑問視する向きが多い．これは西洋医学が実証的，かつ科学的であるのに対し，漢方は，個人の体質・特徴を重視し，身体全体の調和をはかる全人的医療を目指していることから，西洋医学から見ると理解しにくい点があるものと思われる．

❷本邦では，明治以来医師国家試験の内容が西洋医学となったことから，西洋医学が医療の主流となり現代に至っている．

❸しかし，1976 年に漢方製剤が健康保険医療に導入されたことから，その使用頻度が増えた．その後，各種疾患においてその有効性が実証されるにおよび，漢方薬を使用する医師は急速に増加しつつある．さらに，近年漢方においても科学的根拠，EBM にもとづいた医療をめざし，少しずつ検討がされはじめているのが現状である．

漢方治療の基本的考え方

◤患者に最適の処方を選択するために患者の個体差を尊重し，心身全体の調和をはかる処方を考慮する．同じ病気でも病状により異なる処方を行う．

◤基本的に，漢方治療に当たって年齢，性，性格，胃腸の強弱を考慮する．

◤患者の全身状態および病態を評価し，使用できる薬剤を選択する．すなわち，全身状態は，“虚実”（体質の強弱）と“陰陽”（生命反応の強弱）で評価される．病態評価は，症状と身体所見により“気・血・水”の異常から判定される．

◤漢方薬の投薬によって各個人の持ち合わせている自然の治癒能力を高めて病変に対処する．

漢方薬と西洋医薬の比較

◤漢方薬は天然物を用いる特徴がある．しかし，西洋医薬にも有用な多くの医薬品が天然物から見いだされたものである．現在使用中の西洋医薬品の約 40%は，天然物由来とされている．

◤漢方薬は，特に副作用，作用様式，その適応などにおいて西洋医薬との間に明らかな差がある．

◤西洋医学では，作用の確かな強い薬が良い薬とされ，西洋医薬の生成は，天然物の中から強力な作用を持つ生薬を見つけ，その活性を抽出，構造を決定，合成し，さらに化学修飾により，より強い薬を作成，使用している．

◤一方，漢方薬では，多成分系であることから，作用点は多岐にわたる．さらに，その中の単一成分でも作用が全身に及ぶという特徴を持っている．

◤漢方薬は，病的状態ではじめて作用を示すが，西洋医薬は異常でも正常でも一定の作用を示す．

◤漢方薬の作用は緩徐であるが，西洋医薬はすみやかで強力な作用を持つ．

漢方治療の一般的適応と不適応（東洋医学の西洋医学との共存）

◤これからの現代医療では，病気の見方がまったく異なる東洋と西洋の医学を，臨床の場で両者を活用，選択して，もっとも良い治療効果をあげることが重要と考える．そのためにはまず，受診された患者さんに対しては，当然のことながら必要な西洋医学的検査をひととおり行い，

JCOPY 88002-686

重大な器質的疾患のないことを確認するとともに，病態を把握した上で，漢方治療の不適応，適応例を選択する．

漢方治療の不適応例

◤これらの検査の結果，下記のような疾患，症例は漢方の不適応例として，ただちに西洋医学的治療を開始する．

◤① 西洋医学的治療効果が安全，かつ確実に期待できる疾患や症候，
② 緊急処置の必要性が高い例，
③ 手術適応例，
④ 器質的変化の大きい疾患など．

漢方治療の一般的適応

◤松田らは，漢方治療の適応としてつぎのような疾患をあげている．

◤① 機能的疾患を主とする患者，
② 現代医学的治療に反応の乏しいもの，
③ 現代医学的治療で副作用をあらわすもの，またはその恐れのあるもの，
④ 現代医学的治療で検査所見が改善した後も愁訴の残るもの，
⑤ 検査上正常でも愁訴の残るもの，
⑥ 体質改善を期待するもの，
⑦ 心身症傾向の強いもの，
⑧ 高齢者，体力低下傾向が著しいもの．

漢方治療の実際

◤漢方治療の基本的考え方を知った上で，各漢方薬特有の使用基準を考慮して漢方薬を実践的に使用していく．

◤漢方治療に当たっての手順として，大きな目標としてまず，病名，または症候に関連して漢方薬を選択していき，さらに，これに加え患者個人それぞれの特徴的な病態（体質）をとらえ，これらを考慮した漢方の処方へと選んでいくことが重要とされる．漢方的病態を考慮した図表やフローチャートがある場合は，それらを参考にすると，適した漢方薬を選択しやすい．

漢方的病態分類（体質分類）

◤漢方的病態の捉え方にはいくつかあるが，おもなものは，① 虚実，② 陰陽，③ 気，血，水の異常の３つである．

◤この漢方的病態を正確に捉えることが重要であり，それらの診断法にも西洋医学とは異なる点がある．しかし，西洋医学の教育を受けてきたわれわれにとって，これらの漢方的病態を理解することがしばしば困難な場合もある．

虚実（体質の強弱）（表 1）

◤同じ病邪に侵されても，固体の免疫力により闘病反応は異なる．病邪に侵された時の闘病反応が弱いものを“虚”，強いものを“実”と定義され，それに応じた処方が選ばれる．免疫力が低下している高齢者は，肺炎になっても発熱せず，白血球も増えない．これは虚の反応である．かぜとインフルエンザに罹患したときでは重症度が異なり，インフルエンザは高熱で発症し，実の生体反応を引き起こす．このように，虚実は病邪の強弱と生体の免疫力（正気）の強弱によって規定される．

① 虚証，表 1

◤虚証とは，「体質が弱い」ことで，虚弱体質，無力性体質，弛緩性体質などと表現される状態である．このような体質は，消化吸収機能が弱く，その結果として栄養状態の不良，生命反応の予備能力が少ない．

② 実証，表 1

◤実証とは，「体質が強い」ことで，頑健で，全身特に，腹部の筋肉の発達と緊張が良好で，胃腸も丈夫で栄養状態の良い者のことである．消化吸収能力が強く，栄養状態は良好，生命反応の予備能力が高い人である．感冒などの急性症

表1 "虚実"の臨床的鑑別

	"実症"（体質が強い）	"虚症"（体質が虚弱）
体型	筋肉質，闘士型，型太り	やせ型，下垂体質，水太り
活動性	積極的，疲れにくい	消極的，疲れやすい
心身の状態	余裕あり	余裕なし，神経質な物が多い
栄養状態	良好，皮下脂肪厚い	不良，皮下脂肪薄い
皮膚	光沢・つやがある， 緊張が良い	さめ肌，乾燥傾向， 緊張不良
筋肉	弾力的で緊張よい， 発達良好	弾力がなく， 発達不良で薄い
腹部	腹筋が弾力的で厚い 心窩部拍水音なし 胸脇苦満が現れやすい	腹筋は軟弱，硬直性で薄い 心窩部拍水音あり （胃下垂で胃液貯留） 大動脈拍動の触知が多い
消化吸収能	食事速く，大食傾向 一食抜いても平気 冷たい飲食できる 便秘すると不快	食事遅く，食が細い 空腹時脱力感 冷たい食べ物で腹痛下痢 便秘平気 軟便下痢・兎糞が多い
体温調節能	夏ばてしない	夏ばてする，冬の寒さに弱い，四肢末梢冷える
声	力強い	弱々しい
その他	寝汗傾向（－）	寝汗傾向（＋） 食後倦怠感・眠気・口乾
血圧	どちらかといえば高血圧	どちらかといえば低血圧
薬物への反応	麻黄・大黄が有効 人参・乾姜でのぼせ	麻黄・大黄で副作用 人参・乾姜が有効

（松田邦夫：漢方治療の ABC，日本医師会雑誌臨時増刊 108，p5，1992[2] より引用）

に罹患した際にも自然治癒能力が高いが，一方，過剰反応を起こすこともある．

陰陽（生命反応の強弱）（表 2）

◤生命反応の比較的亢進した状態が"陽"，生命反応の比較的沈衰した状態を"陰"と推定している．生命反応とは，体温，脈拍数，呼吸数，発汗，動作の緩急，外的侵襲に対するストレス反応の強弱，代謝全般の亢進または沈衰傾向などがある．一般に陽の患者には冷やす作用の薬を用い，陰の患者には体を温める作用の薬を用いる．

① 陽証，表 2

◤陽証とは，気血が十分にあり，病邪に対する闘病反応が積極的な時期である．体温が上昇して熱性傾向を帯びる傾向であり，体力の充実した人が罹患したときになりやすい．治療として，生薬では，石膏，大黄などの寒剤を用いて積極的に炎症を抑える．

② 陰証，表 2

◤陰証は，気血が不足気味で，病邪に対する闘病反応が沈滞気味な時期で，体温上昇は十分でなく，かえって低下する傾向である．痩身で無力様の人が呈しやすい．顔色不良，手足は冷たく，温かい飲食物を好み，比較的温暖な場所でも電気毛布を好む．基礎代謝の低下あるいは末梢循環不全を示唆する症状を示す．高熱があっても，陽証と異なり症状はそれほど激烈にならず，高熱のまま近所を歩くことができる．この場合の治療は，附子，乾姜，細辛などの熱薬を主とした方剤（真武湯，四逆湯）により裏寒を温め，

表2 "陰陽"の概念

	推定される状態	臨床的徴候	治療的意味
陽	●定常状態では，生体機能は正常〜過剰傾向 ●疾患に対する反応性：正常〜過剰傾向 ●新陳代謝亢進傾向	●暑がり，汗かきで，真っ赤な顔をする ●元気のよい乳幼児 ●活動的で陽気な肥満者 ●感冒に罹患し炎症強く，高熱で顔が赤く，頻脈	○「冷やす」薬使用 ○使用生薬と処方 ●黄連：黄連解毒湯，三黄瀉心湯など ●柴胡：大柴胡湯 ●麻黄：葛根湯
陰	●定常状態では生体機能全般の低下傾向 ●疾患に対する反応性：全般に低下傾向 ●新陳代謝沈衰傾向	●冷え症で，あまり汗をかかず顔は青白い ●元気のない高齢者 ●動作緩慢で陰気，やせ型 ●感冒でも炎症反応弱く，発熱せず悪寒強く，顔面蒼白，徐脈	○「温める」薬使用 ○使用生薬と処方 ●附子：真武湯など ●人参や乾姜：人参湯，大建中湯，四君湯など

（松田邦夫：漢方治療のABC，日本医師会雑誌臨時増刊108，p6，1992[2]より引用）

代謝レベルを上昇させることにより解熱する．

気・血・水

◤生体の異常を説明する生理的因子として，気・血・水の3要素が用いられる．漢方の中国思想全般を通じてもっとも重要な概念の一つといわれる．生薬の分類も気血水によっていることが多い．しかし，現代医学の常識からすると異質で，西洋医学からすると理解しにくい面もある．

① 気の異常

◤"気"とは，生命活動を営む根源的なエネルギーで，生体内をくまなくめぐっている．すなわち，気は，生命エネルギーであり，精神活動をはじめ生命を維持するために必要なあらゆる物質代謝を行う力である．気の異常は，心と体を結ぶ機能系の異常をさし，自律神経系異常や空気の停滞などにより引き起こされる病状をいう．気の異常は大きく分けて3種に分類できる．

◤気虚：気は流れ巡行するものであるが，気虚は気が不足している場合で，上昇する力さえない状態である．気虚は生命活動の衰えであり，だるい，疲れる，気力が出ない，食欲がないなどがおもな症状である．

◤気うつ：気の循環に停滞（閉塞機転）をきたした病態を言う．胸で閉塞されると胸が詰まる，重苦しいなどの症状を示し，腹部で閉塞されると腹満になる．

◤気逆：気が逆流した場合で，つまり循環の失調である．すなわち，気逆はいわゆるのぼせ症状で，多くは上半身から下半身へめぐるべき気が上方へ逆流することを言う．

② 血の異常

◤"血"とは，現象論的にはほぼ血液およびその機能という意味で解釈されている．血は気とともに全身をめぐり，身体を生ある状態に保つ因子と理解されている．血の異常には血虚と瘀血の2種がある．

◤血虚：生体を支える血の量が不足している病態で，その原因としては，血を十分に作り出せないか，その消耗が激しいために不足してくるかである．

治療の原則は，血虚になった原因をつきとめ，補血剤で血を生成させる．気虚を合併することが多いので，その場合は気血をともに補う．

◤瘀血（**表3**）：血の流れがスムーズに行かず，途中で停滞したり途絶えてしまう状態である．停滞した血は，血の役割を果たさず，かえって有害なものとなる．

治療の原則は，瘀血を除く生薬を用いる．食事や生活習慣を改善しながら治療する．気や水の異常と関連していることが多いので多面的に考え治療する．

③ 水の異常（水滞または水毒），表4

◤"水"とは，血液以外の体液一般をいうが，その機能をも含めた概念である．水毒に関連した

表 3　瘀血の診断と治療

瘀血スコア			瘀血改善生薬	代表治療方剤
所　見	男	女		
眼輪部の色素沈着	10	10	●牡丹皮	●桂枝茯苓丸
顔面の色素沈着	2	2	●桃仁	●当帰芍薬散
皮膚の甲錯（肌の荒れ）	2	5	●芍薬	●桃核承気湯
口唇の暗赤化	2	2	●当帰	
歯肉の暗赤化	10	5	●川芎	
舌の暗赤紫化	10	10	●紅花	
細絡（毛細血管拡張）	5	5		
皮下溢血	2	10		
手掌紅斑	2	5		
臍傍圧痛抵抗：左	5	5		
臍傍圧痛抵抗：右	10	10		
臍傍圧痛抵抗：正中	5	5		
回盲部圧痛・抵抗	5	2		
S 状結腸部圧痛・抵抗	5	5		
季肋部圧痛・抵抗	5	5		
痔疾	10	5		
月経障害	—	10		

診断基準　20 点以下：非瘀血病態
21 点以上：瘀血病態
40 点以上：重症の瘀血病態
（寺澤捷年：JJN ブックス　絵でみる和漢診療学，医学書院，p44-45, 1996[1]より引用）

表 4　水滞（水毒）の診断と治療

水滞スコアー		水滞改善生薬	代表治療方剤
身体の重い感じ	3	●白朮	○全身型
拍動性の頭痛	4	●茯苓	●五苓散
頭重感	3	●猪苓	●猪苓湯
車酔いしやすい	5	●沢瀉	●真武湯
めまい・めまい感	5	●半夏	○皮膚・関節型
立ちくらみ	5	●黄耆	●桂枝二越婢一湯
水様の鼻汁	3	●滑石	●防已黄耆湯
唾液分泌過多	3		○胸内型
泡沫状の喀痰	4		●木防已湯
悪心・嘔吐	3		●小青龍湯
腸のグル音の亢進	3		○心下型
朝のこわばり	7		●茯苓飲
浮腫傾向，胃部振水音	15		●人参湯
胸水，心のう水，腹水	15		
臍上悸（腹大動脈の拍動触知）	5		
水瀉性下痢	5		
尿量減少	7		
多尿	5		

診断基準　合計 13 点以上：水滞（水毒）
（寺澤捷年：JJN ブックス　絵でみる和漢診療学，医学書院，p48-49, 1996[1]より引用）

表5　おもな生薬の主要活性成分とその副作用

生　薬	主要活性成分	作　用	臨床症状	注意を要するポイント
麻　黄	エフェドリン	交感神経興奮 中枢興奮	不眠，動悸，頻脈，興奮， 血圧上昇，発汗過多，排尿障害	・循環器疾患患者や高齢者への投与 ・交感神経興奮薬との併用
甘　草	グリチルリチン酸	カリウム排泄促進	血圧上昇，浮腫，体重増加， 脱力感，四肢のけいれん麻痺	・漢方薬の多剤併用（総投与量に注意） ・利尿薬やグリチルリチン酸製剤との併用
附　子	アコニチン類	神経毒	動悸，のぼせ，舌のしびれ，悪心	・附子中毒
大　黄	センノシド アントラキノン類	瀉下	下痢，腹痛	・虚証患者の便秘（過剰投与）
芒　硝	硫酸ナトリウム	瀉下	下痢，浮腫	・過剰投与

（出典：日本東洋医学会学術教育委員会編：学生のための漢方医学テキスト，p59「表1　主要活性成分と副作用」，日本東洋医学会（南江堂），2007[4]）

徴候は次の3種に分類される

- 水の貯留：浮腫，関節腫脹，胃内停水（胃内に過剰体液の貯留），腹水．
- 水の排泄異常：排尿異常，分泌異常（唾液過多，鼻汁過多，涙液過多，発汗過多）．
- 水毒関連の自覚症状：頭重，めまい，口渇，こわばり，水溶性喀痰，下痢，動悸，耳鳴りなど．

漢方薬の副作用

- 西洋医薬に比較して副作用の頻度は低い．その程度も致死的なものが少なく，相対的に安全性が高い．漢方薬に副作用が相対的に少ないのは，副作用，毒性の少ない生薬を選んで治療に応用してきた結果と考えられている．
- しかし，作用が比較的強力で，副作用に注意を要する製剤がある．日常臨床上頻用され，副作用に注意を要する漢方薬として，小柴胡湯や甘草，地黄，麻黄，大黄，附子，芒硝，桃仁などの配合されたものがあげられる．

おもな副作用として

① 間質性肺炎

- 服薬中に発熱，咳，呼吸困難，呼吸音の異常，胸部X線上スリガラス様陰影を認めた場合は本症が疑われる．早期に適切な処置を行わないと重篤な転帰にいたることがある．
- 小柴胡湯または小柴胡湯を含む漢方薬で起こることが多い．慢性肝障害，とくにHCV（C型肝炎ウイルス）陽性例で大部分が発生し，服薬から症状発現まで6ヵ月以内，多くは2ヵ月以内である．中高年に好発する．

② 偽性アルドステロン症・ミオパチー

- 甘草を含む漢方薬で起こることあり．症状として低カリウム血症，血圧上昇，ナトリウム・体液の貯留，浮腫，体重増加などの偽アルドステロン症の症状に注意し，異常が見られれば投薬を中止する．

③ 湿疹・皮膚炎

- 発疹，発赤，掻痒などの過敏症による湿疹，皮膚炎が起こる．
- 桂枝アレルギーや，人参，黄耆を含む処方でみられることがある．

④ 肝機能障害

- 漢方薬による肝機能障害の発現頻度は全薬剤性肝障害の0.01～0.05％といわれる．服薬後1～2週で発症することが多い．
- 柴胡剤など黄芩を含む処方にしばしばみられるが，黄芩を含まない葛根湯，桂枝茯苓丸，大建中湯などでも起こることがある．

⑤ 膀胱炎様症状

- 小柴胡湯，柴胡桂枝湯，柴朴湯などの柴胡剤が原因であることが多いとされる．発生原因は不明である．

⑥ 横紋筋融解症

◤芍薬甘草湯や小柴胡湯の投薬でまれに脱力感，筋力低下，筋肉痛，四肢けいれんなどをみることがある．CPK 上昇，血中および尿中ミオグロビンの上昇が診断根拠となる．

おもな生薬の主要活性成分とその副作用（臨床症状）を**表 5** に表示した[4]．

日本漢方医学の歴史

◤中国漢代（紀元前 206～後 220）にすでに中国医学の三大古典といわれる「黄帝内経」「神農本草経」「傷寒雑病論」の 3 書が成立し，現在も最重要書の地位を保っている．

◤しかし，当時中国医学は日本にはすぐには伝わらず，弥生時代は祈祷や原始的な野草による療法が中心であった．6 世紀の前半に仏教が朝鮮半島を経由して日本に伝来したが，これにともなって中国の医学ももたらされたといわれる．

◤6 世紀末以降，遣隋使，遣唐使による中国との正式交流の開始にともない，医学文化が直接，大量に輸入されるようになった．701 年には大宝律令が施行され，医制を定めた医疾令には漢～六朝の中国医書が指定され，学習された．984 年には日本現存最古の医書「医心方」が編纂された．これは平安時代における隋唐医学の集大成である．鎌倉時代になると，日宋貿易を背景に宋の医学書が伝えられ，医療の対象は貴族中心から一般民衆へも向けられるようになった．

◤室町時代には明朝となった中国との交流が活発となり，明に留学し帰朝した田代三喜を代表とする医師たちが医学界をリードし，最新の明医学の普及に努めた．室町末期から安土桃山時代に田代三喜に学んだ曲直瀬道三が活躍し，多くの医書を著述した．

◤17 世紀後半，江戸中期以降の日本漢方界は，「傷寒論」を最大評価し，そこに医学の理想を求めようとする流派（古方派）によって体勢が占められるようになった．古方派に属する名医として山脇東洋，吉益東洞などがおり，その伝統は今日まで受け継がれている．その後処方の有用性を第一義とし，臨床に役立つものであれば学派を問わない浅田宗伯が活躍している．一方江戸後期には，従来の身勝手な文献解釈に対する批判，反省のもとに漢方古典を客観的に解明，整理しようとする考証学派もあらわれた．

◤明治時代になってから新政府は漢方医学廃絶の方針を選択し，漢方医学は極端に衰退した．しかし，その後も民間レベルでごく一部の人によって漢方は伝えられ，昭和になって次第に脚光を浴びるようになった．戦前・戦後を通じて活躍した奥田謙蔵，大塚敬節，細野史郎，矢数道明ら先人の努力によって，漢方医学は今日では完全に復権を果たし，現代医療の中で生かされている．

◤1950 年には日本東洋医学会が設立，1970 年代からは，大学や公的研究機関に漢方医学の研究・診療部門があいついで開設され，多数の学会発表もされるようになった．1976 年には漢方エキス剤が健康保険医療に導入され，70％以上の医師が診療に漢方を用いるようになった．

脳神経外科における漢方の意義と学会

◤脳神経外科は，本来手術的治療を主体とする診療科であるが，本邦では一般に脳神経外科疾患に関連した症候や手術後の諸症状（不定愁訴を含む）をともなう患者に対しても日常診療上漢方薬を用いることがある．脳神経外科における漢方治療は，いまだ使用されている頻度は少なく，さらにその治療効果に疑問を抱いているドクターも多い．著者も漢方治療の経験のなかったかってはそうであった．

◤しかし，症例の適応を考え漢方薬を使用したところ，驚くほど奏効することも少なくない．また，実際に脳神経外科疾患においても，西洋医学の治療によって難渋する例や，西洋薬に効果があっても副作用のみられる例などに，漢方薬を使用してしばしば有効であったという報告がある．

◤西洋医学の中での漢方療法の有用性，意義を認識するに至り，これらの経験を共有する東京近郊の脳神経外科医が集まり，1996 年に日本大学脳神経外科（片山容一教授）が中心となって「脳外科と漢方」という名称で第 1 回の研究会が始まった．2001 年には日本医大脳神経外科高橋 弘教授の会長による第 10 回目の研究会を機に，「日本脳神経外科漢方医学会」への名称の変更とともに全国規模の学会となって，会員，学会演題数の増加へと発展している．2007 年は 11 月に昭和大学脳神経外科の藤本 司教授の会長のもとで行なわれ，2008 年，17 回目の学会は筑波大学脳神経外科の松村 明教授が会長で都市センター（東京，赤坂）で行われた．これまでの学会では，会員教育のための「脳神経外科領域の漢方治療」の特別講演や，これから漢方治療を始める方のための「脳神経外科医のための漢方入門セミナー」の講演があった．一方，研究発表では，頭痛，感染症，脳血管障害，認知症，悪性脳腫瘍，頭部外傷，変形性脊椎症などの疾患やこれらの疾患に関連した諸症状，手術後の不定愁訴などにおいて漢方療法の有効性が報告されており，その使用頻度も増加しつつある状況である．

脳神経疾患に用いた漢方薬のおもな生薬（表 6）

◤脳神経疾患に使用される漢方薬と生薬の一覧を 16 頁**表 6** に記載した．

1．黄　耆

① 起　源

◤マメ科のキバナオウギ，または同属の植物の根を乾燥したもの．

② 作　用

●血圧降下作用がある．これは黄耆に多く含まれる GABA（γ-aminobutyric acid）によると考えられている．

●弱い血管拡張作用，抗菌作用などもみられる．

●漢方診療では，気虚を改善し，五臓の働きを高める．とくに体表に滞った水を除く力がある．

●体力の疲弊した状態，浮腫，関節水腫，発汗異常などを改善することを目標とした方剤に配合されることが多い．

③ 代表的漢方薬

◤補中益気湯，十全大補湯，半夏白朮天麻湯，人参養栄湯．

2．黄　芩

① 起　源

◤シソ科のコガネバナの根の周皮を除いて乾燥したもの．

② 作　用

●消化管とその付近の熱を冷まし，水の滞りを除くことによって，心窩部のつかえや膨満感，嘔吐や下痢などの症状をとる．

●柴胡＋黄芩の併用がよく用いられ柴胡剤として処方される．

③ 代表的漢方薬

◤小柴胡湯，大柴胡湯，柴胡加竜骨牡蛎湯，柴胡桂枝湯，半夏瀉心湯，黄連解毒湯．

3．黄　連

① 起　源

◤キンポウゲ科のオウレン，または同属植物の細い根を除いた根茎を乾燥したもの．その主成分のベルベリンは西洋医薬としても利用されている．

③ 作　用

●ベルベリンにはコリンエステラーゼ阻害作用のあることが知られている．

●薬理作用として，抗炎症作用，解熱作用，中枢抑制作用，血圧降下作用，苦味健胃作用，腸内抗菌止瀉作用などがある.
●漢方診療では，熱を冷まし，水の滞りを除き，心窩部のつかえや膨満感，下痢，嘔吐を治す.
●黄芩と組んでよく使い瀉心湯類と呼ばれ，それには黄連解毒湯，三黄瀉心湯，温清飲がある.

③ 代表的漢方薬

◤消化器への作用を主目的とした場合：半夏瀉心湯，黄連湯など.
◤のぼせ，興奮を鎮める効果を期待する場合：黄連解毒湯，三黄瀉心湯.
◤抗炎症作用，抗菌作用を期待する場合：黄連解毒湯，清上防風湯.
◤止血効果を期待する場合：黄連解毒湯，三黄瀉心湯，温清飲.

4．葛　根

① 起　源

◤マメ科のクズ，または同属植物の根の周皮を除いて乾燥したもの．葛の根からとったでん粉で作ると，葛湯や葛餅になる.

② 作　用

●漢方診療では，熱を冷まし，首のうしろや背中がこわばるのを治す働きがある.

③ 代表的漢方薬

◤葛根湯.

5．甘　草

① 起　源

◤マメ科カンゾウの根の乾燥品．おもな成分は，グリチルリチン・グリチルレチン酸などである.

② 作　用

●甘草エキスは鎮痙作用，デオキシコルチコステロン様作用，エストロゲン様作用，抗潰瘍作用などを有する.
●グリチルリチン・グリチルレチン酸はステロイド様作用（抗炎症作用，抗アレルギー作用）を持つ．このため偽性アルドステロン症（血圧上昇，ミオパチー，血清カリウム低下）を起こすことがあるので注意を要する.
●この他，免疫系にはインターフェロン誘起作用，ウイルス成長抑制作用を持つ.
●漢方診療では，甘草は諸種の生薬の働きをひとつにまとめるといわれ，もっとも使用頻度の高い生薬である.
●痛みや精神不穏，せん妄，煩悶などの急迫症状を和らげる.

③ 代表的漢方薬

◤芍薬甘草湯，補中益気湯，桂枝湯，麻黄湯，小柴胡湯，半夏瀉心湯

6．桂枝，桂皮

① 起　源

◤クスノキ科のケイ，またはその同属植物の樹皮を乾燥したもの．八つ橋の香りで知られるシナモンの仲間.

② 作　用

●発汗，解熱，鎮痛薬としてや，健胃，駆風，矯味薬として使用される.
●身体を温め，末梢循環を改善する作用もある.
●漢方診療では，気のめぐりを整え，軽く発汗させて体の表面にある病邪を取り除く働きがある．太陽病期の漢方の多くに桂枝が配合，瘀血を改善する方剤にも桂枝が入っているものがある.

③ 代表的漢方薬

◤桂枝湯，葛根湯，麻黄湯，桂枝茯苓丸，桂枝人参湯，五苓散，八味地黄丸.

7．厚　朴

① 起　源

◤日本産を和厚朴，中国産を唐厚朴として区別．前者はモクレン科のホオノキの樹皮．後者はカラホオの樹皮で，後者が良品とされる.

② 作　用

●鎮静作用，中枢性弛緩作用，抗ストレス潰瘍作用，

抗菌作用などがある.

●厚朴の成分の一つであるマグノクラリンにクラーレ様作用がある.

●漢方診療では，利尿，止瀉・鎮咳・整腸・消化薬として用いられる.

●不安，抑うつ状態を主とする精神・神経系疾患に使用される処方（半夏厚朴湯，柴朴湯，大承気湯）に用いられる.

●胸腹部の膨満・腹痛にも応用される.

③ 代表的漢方薬

◤半夏厚朴湯，柴朴湯，通導散.

8．柴　胡

① 起　源

◤セリ科のミシマサイコ，またはその変種の根を乾燥したもの.

② 作　用

●薬理効果は多様で，抗炎症作用，抗アレルギー作用，中枢抑制などの中枢神経系への作用をはじめ，抗潰瘍作用，肝障害改善作用，血中コレステロール低下作用，平滑筋弛緩作用，抗ストレスなどが報告されている.

●柴胡を含む処方の作用として，近年とくに注目を集めているのが免疫調節作用，ステロイド様作用がある.

●漢方診療では，一般に慢性疾患に広く使用される.気管支炎，肝炎，腎炎などの炎症性疾患やアレルギー性疾患のみならず，各種の精神症状をともなう疾患，心身症などにも頻用される.風邪を引きやすい体質の改善などにも用いられる.

●柴胡を含む処方の重要な使用目標は，“胸脇苦満”の腹部所見である.代謝調節や筋緊張，易怒性など漢方でいう「肝」の働きの異常を正す薬である.

③ 代表的漢方薬

◤小柴胡湯，大柴胡湯，柴胡桂枝湯，柴胡桂枝乾姜湯，柴胡加竜骨牡蛎湯，柴苓湯，加味逍遥散，抑肝散，補中益気湯.

9．山梔子

① 起　源

◤アカネ科のクチナシ，または同属植物の果実を乾燥したもの.

② 作　用

●総胆管結紮ウサギの血液・末梢リンパ中のビリルビンの上昇を抑制し，黄疸に有効である.

●山梔子には止血・消炎・鎮静作用がある.

●漢方診療では，熱を冷まし，精神を安定させる.「血」に熱がこもることによって起きるのぼせ，胸内苦悶感などを治すとともに「気うつ」を改善する生薬である.

③ 代表的漢方薬

◤黄連解毒湯，温清飲，加味逍遥散.

10．地　黄

① 起　源

◤ゴマノハグサ科のアカヤジオウ，または同属植物の根.そのまま乾燥したものを乾地黄，蒸して乾燥したものを熟地黄という.

② 作　用

●成分としてイリドイド配糖体などが知られているが，薬理効果については弱い利尿作用，弱い血糖降下作用などが報告されているが，未解明の部分が多い.

●漢方診療では，滋潤作用（乾燥萎縮した皮膚粘膜に潤いをつける作用），強壮あるいは補剤としての作用，補血作用（血虚，すなわち貧血様の状態を改善する作用）などがあると考えられている.

●腎の働きを活性化する生薬でもあり，水の異常も正す.

●老人疾患，前立腺肥大，糖尿病，婦人疾患を中心に用いる方剤に広く使われている.

③ 代表的漢方薬

◤八味地黄丸，牛車腎気丸，四物湯，十全大補湯，人参養栄湯.

11. 芍　　薬

① 起　源

◤ボタン科のシャクヤク，またはその近縁植物の根を乾燥したもの.

② 作　用

●平滑筋，骨格筋を問わず筋肉の攣縮を弛緩させる作用（鎮痙作用），鎮痛作用がある.
●腹部の強い疝痛発作，胆石発作，尿路結石発作などにも用いられる．腸管運動調整作用がある.
●血のめぐりを良くする生薬の代表格.「気」をめぐらせる桂枝とよく組み合わされる.

③ 代表的漢方薬

◤芍薬甘草湯，桂枝湯，桂枝加芍薬湯，小建中湯，桂枝茯苓丸，当帰芍薬散，四物湯，真武湯.

12. 生姜，乾姜

① 起　源

◤ショウガ科のショウガの根茎をそのまま乾かしたものが生姜，湯通ししてコルク皮を除き煮沸してから乾かしたものが乾姜である．料理に使う根ショウガである.

② 作　用

●生姜（陰干ししたもの）は主として消化機能を整える働きを示す.
●乾姜（皮を除き，蒸して干したもの）は体を温める力が強く，水の滞りを正す作用もあるので，消化器系，呼吸器系の冷えをともなう病態の治療にたいへん重要な役割を果たしている.

③ 代表的漢方薬

◤生姜：桂枝湯，小柴胡湯，補中益気湯.

◤乾姜：人参湯，四物湯，大建中湯，苓姜朮甘湯.

13. 川　　芎

① 起　源

◤セリ科のセンキュウの根茎を，通常湯通ししてから乾燥したもの．セリ科には当帰，柴胡などもある.

② 作　用

●鎮静，抗炎症，抗アレルギー，平滑筋弛緩などの作用あり．血と気のめぐりを良くし，痛みやひきつれなどを治す生薬と考えられている.
●川芎と当帰は組み合わされて使用されることが多く，成分的にも類似している.

③ 代表的漢方薬

◤当帰芍薬散，四物湯，十全大補湯，抑肝散，疎経活血湯.

14. 大　　黄

① 起　源

◤タデ科のダイオウ，およびその同属植物の根茎を乾燥したもの.

② 作　用

●成分としてセンノシド類，タンニン，ラタンニンが知られている．センノシド類は経口投与されると大腸粘膜・筋層の神経叢を刺激して横行～下行結腸の運動を亢進させ，内容成分の吸収を妨げて瀉下効果を発揮する.
●また，抗菌作用，中枢作用もある.
●漢方診療では，血と気の滞りを改善し，気血の過剰状態を解消し，熱を冷ますなどの作用がある.

③ 代表的漢方薬

◤おもに瀉下作用を目的とする処方：大黄甘草湯，麻子仁丸.

◤瀉下以外の効果（中枢作用，抗炎症作用，抗菌作用，駆瘀血作用など）を目的とする処方：桃核承気湯，大柴胡湯，三黄瀉心湯など.

15. 大　　棗

① 起　源

◤クロウメモドキ科のナツメ，または近縁植物，果実を乾燥したもの．料理やお菓子にも使われるナツメの実である.

② 作　用

●消化機能を整え，精神を安定させ，痛みを和らげる作用がある．
●また，利尿薬としても応用される．非常に多くの方剤に配合される．

③ 代表的漢方薬

◤桂枝湯，小柴胡湯，半夏瀉心湯，補中益気湯，麦門冬湯．

16. 沢　　瀉

① 起　源

◤オモダカ科のサジオモダカ，またはその近縁植物の茎，葉，根を取り除いた塊茎を乾燥したもの．サジオモダカは水草であることから，水を処理する力があるはずと考えられ使われはじめた．

② 作　用

●利尿，止渇，駆水薬として用いられ，めまいや嘔吐を止める作用がある．
●熱を冷ます働きもある．

③ 代表的漢方薬

◤五苓散，猪苓湯，当帰芍薬散，半夏百朮天麻湯，八味地黄丸，牛車腎気丸．

17. 釣 藤 鈎

① 起　源

◤アカネ科のチョウトウコウの茎の鈎状部を中心とした部分．

② 作　用

●鎮痙・鎮痛作用のほかに，血圧降下・収斂作用などが知られている．
●漢方診療では，高血圧症の頭痛，めまい・脳動脈硬化・けいれんなどに使われる．

③ 代表的漢方薬

◤釣藤散，抑肝散，抑肝散加陳皮半夏．

18. 猪　　苓

① 起　源

◤サルノコシカケ科のチョレイマイタケの菌核を乾燥したもの．深山のブナやカエデの枯れ木に生えるキノコである．

② 作　用

●利水，止渇，解熱の働きがある．口の渇きやむくみ，小便の出が悪いことなどが使用目標になっている．茯苓にも利水作用あり．

③ 代表的漢方薬

◤五苓散，猪苓湯，柴苓湯．

19. 当　　帰

① 起　源

◤セリ科のトウキ，またはその近縁植物の根を湯通ししてから乾燥したもの．

② 作　用

●鎮痛鎮静，末梢血管拡張，抗炎症などの作用がある．血の不足を補い，血のめぐりを改善する生薬．
●漢方診療では，温性駆瘀血剤，あるいは血虚に用いる薬とされ，貧血，冷え，血行障害，うっ血状態，月経異常，身体痛，慢性炎症，アレルギー性疾患，膠原病などの処方に含まれる．

③ 代表的漢方薬

◤当帰を含む処方の代表は，当帰芍薬散と四物湯の2つである．
◤このほか，当帰四逆加呉茱萸生姜湯，温経湯，抑肝散．

20. 桃　　仁

① 起　源

◤バラ科のモモ，またはその変種の成熟した種子を乾燥したもの．桃を食べた後に残る硬いタネを割るとアーモンドそっくりの本当の種子が現れる．

② 作　用

- 「瘀血」を除く代表的生薬の一つ．薬理学的には血液凝固抑制作用が認められる．
- この他，腸を潤す働きがあり，便秘に用いる方剤にも使われる．

③ 代表的漢方薬

◤桂枝茯苓丸，疎経活血湯．

21. 人　　参

① 起　源

◤ウコギ科のオタネニンジンの細根を除いた根をそのまま，または軽く湯通しした後に乾燥したもの．俗に言う朝鮮人参である．

② 作　用

- 補脾益気，つまり消化機能を助けて生体機能を活性化する生薬の代表である．
- 漢方診療では，強壮強精，精神安定，気力体力の増進，老化防止，あるいは生命の延長などに有用と信じられている．
- 虚証に用いる補剤であり，実証に誤って服用すると興奮，不眠，のぼせ，顔面紅潮などのほか湿疹，血圧上昇などが見られることが少なくない．

③ 代表的漢方薬

◤小柴胡湯，柴胡桂枝湯，半夏瀉心湯，柴胡加竜骨牡蛎湯，呉茱萸湯，補中益気湯，十全大補湯．

22. 半　　夏

① 起　源

◤サトイモ科のカラスビシャクのコルク層を除去して球茎を乾燥したもの．

② 作　用

- みぞおち周辺の水の滞りを除くとともに，気のめぐりも調節する生薬．
- 漢方診療では，嘔吐，胸からのどにかけての痛みやつかえ，咳嗽などが使用目標となる．

◤チクチクと刺激的な味を和らげるため，生姜，または乾姜と合わせて使用することが多い．

③ 代表的漢方薬

◤半夏瀉心湯，半夏白朮天麻湯，小柴胡湯，柴胡桂枝湯．

23. 白朮，蒼朮

① 起　源

◤白朮はキク科のオケラ，またはオオバナオケラ，蒼朮はキク科の *A. lancea* DC のいずれも根茎を乾燥したもの．

② 作　用

- 白朮，蒼朮ともに消化機能を調節して気の働きを助け，水の滞りを除く作用を持つ．白朮は前者の働きにすぐれ，蒼朮は後者の働きにすぐれるといわれている．

③ 代表的漢方薬

◤五苓散，当帰芍薬散，真武湯，苓桂朮甘湯，桂枝加朮附湯，抑肝散．

24. 茯　　苓

① 起　源

◤サルノコシカケ科のマツホドの菌核を乾燥したもの．マツなどの根に寄生するキノコの仲間である．

② 作　用

- 利尿，鎮静などの作用がある．尿量減少，浮腫，心悸亢進，筋肉の間代性けいれん，めまい，口渇などに用いられる．
- 朮，猪苓，半夏，沢瀉などとともに水毒（滞）の状態に使用される代表的生薬の一つである．非常に幅広く各種の方剤に配合される．

③ 代表的漢方薬

◤五苓散，猪苓湯，当帰芍薬散，真武湯，苓桂朮甘湯，桂枝茯苓丸，八味地黄丸．

25. 附　　子

① 起　源

◤キンポウゲ科トリカブトの根である．母根を烏頭といい，子根を附子という．トリカブトは古来，矢じりに塗る毒として使用され，全草が有毒な植物性塩基類を含む．

② 作　用

●強心作用がある．投与量増加にともない，初期は心拍数増加，次に刺激伝道系への作用による不整脈，最後に拡張期心停止の 3 段階の変化があるとされる．
●さらに，鎮痛，抗炎症作用も知られている．
●物質代謝に対する作用として，glucose などの酸化促進，lactic acid への生成促進，酸素消費量の増加があるとされる．
●漢方診療では，陰虚証に用いる代表的生薬で，衰えた新陳代謝を賦活して体を温める働きがある．陰虚証とは新陳代謝低下状態とされ，顔色が蒼白で，低血圧・徐脈・低体温傾向があり，冷え性で四肢が冷たく，動作，発声など，すべてが緩慢で力がないという状態である．

③ 代表的漢方薬

◤真武湯，四逆湯，桂枝加朮附湯，八味地黄丸，牛車腎気丸．

26. 牡 丹 皮

① 起　源

◤ボタン科のボタンの根皮を乾燥したもの．

② 作　用

●薬理学的には，抗炎症・抗アレルギー作用，抗動脈硬化作用，凝固線溶系に対する作用などがある．
●牡丹皮は，桃仁とともに駆瘀血剤の代表的生薬である．
●漢方診療では，血の滞りを解消して血行を良くするとともに，熱を冷ます働きがあるとされる．陽病期で脈力も腹力も充実した人の瘀血を治療するのに使用する．
●胃腸虚弱者では，胃の不快感，食欲低下などを起こすことがある．

③ 代表的漢方薬

◤桂枝茯苓丸，八味地黄丸，加味逍遥散，牛車腎気丸．

27. 麻　　黄

① 起　源

◤マオウ科のマオウ属の地上茎を乾燥したもの．

② 作　用

●交感神経興奮様作用と中枢興奮作用とを併せ持つ物質の代表であるエフェドリン，およびその各種誘導体を含有する．
●誘導体の一つであるプソイドエフェドリンには，比較的強い抗炎症作用や鎮痛作用が証明されている．
●漢方薬の中では比較的強い薬理効果があるので，はっきりした臨床効果を期待できると同時に，使用を誤ると有害作用も起こりうる．すなわち，① 胃腸虚弱な無力性体質では有害作用がでやすい．食欲低下，腹痛，便秘，下痢や不眠，興奮，動悸，頻脈，発汗などを起こすことがある．② 高齢者では有害作用が出やすい．③ 虚血性心疾患，腎不全，心不全は禁忌に近い．
●漢方診療では，発汗させて体表にある病邪を取り除くとともに水の滞りを解消する．気管支拡張による咳嗽，ぜい鳴に治療効果がある．

③ 代表的漢方薬

◤発汗・解熱・抗炎症作用を主目的：葛根湯，麻黄湯など．
◤頭痛など鎮痛抗炎症作用を主目的：葛根湯，麻黄附子細辛湯など．
◤鎮咳去痰を目的：小青竜湯，麻杏甘石湯など．
◤抗アレルギー作用を主目的：小青竜湯，麻黄附子細辛湯など．

参考資料

1）寺澤捷年：JJN ブックス　絵でみる和漢診療学，医学書院，東京，1996
2）松田邦夫，稲木一元，丁　宗鐵：漢方治療の ABC（松田邦夫，稲木一元，佐藤　弘編）．日本医師会雑誌　臨時増刊 100：1992
3）日本東洋医学会学術教育委員会編：入門漢方医学，日本東洋医学会（南江堂），2002
4）日本東洋医学会学術教育委員会編：学生のための漢方医学テキスト，日本東洋医学会（南江堂），2007
5）花輪壽彦：漢方診療のレッスン，金原出版，東京，2001
6）寺澤捷年，喜多敏明編：EBM 漢方，医歯薬出版，東京，2003
7）水野修一総編：漢方内科学，メディカルユーコン，京都，2007

表 6　脳神経疾患に使用されるおもな漢方薬と生薬

漢方薬＼生薬	黄耆	黄芩	黄連	葛根	甘草	桂枝(皮)	厚朴	柴胡	山梔子	地黄	芍薬	生(乾)姜	川芎	大黄	大棗	沢瀉	釣藤鈎	猪苓	当帰	桃仁	人参	半夏	白(蒼)朮	茯苓	附子	牡丹皮	麻黄	呉茱萸	細辛	麦門冬	牡蛎	竜骨
葛根湯				●	●	●					●	●			●												●					
八味地黄丸						●			●	●						●								●	●	●						
小柴胡湯		●			●			●				●			●						●	●										
柴胡桂枝湯		●			●	●		●			●	●			●						●	●										
柴胡桂枝乾姜湯		●			●	●		●				●																			●	
柴胡加竜骨牡蛎湯		●				●		●				●			●						●	●		●							●	●
半夏瀉心湯		●	●		●							●			●						●	●										
黄連解毒湯		●	●						●																							
五苓散						●										●		●					●	●								
桂枝加朮附湯					●	●					●	●			●								●		●							
当帰芍薬散											●		●			●			●				●	●								
加味逍遥散					●			●	●		●	●							●				●	●		●						
桂枝茯苓丸						●					●									●				●		●						
麦門冬湯					●										●						●	●								●		
真武湯											●	●											●	●	●							
呉茱萸湯												●			●						●							●				
半夏百朮天麻湯	●											●				●					●	●	●	●								
当帰四逆加呉茱萸生姜湯					●	●					●	●			●				●									●	●			
苓桂朮甘湯					●	●																	●	●								
猪苓湯																●		●						●								
補中益気湯	●				●			●				●			●				●		●		●									
釣藤散					●							●					●				●	●			●					●		
十全大補湯	●				●	●				●	●		●		●				●		●			●								
疎経活血湯					●					●	●	●	●						●	●			●	●								
抑肝散					●			●					●				●		●				●	●								
桂枝加芍薬湯					●	●					●				●																	
芍薬甘草湯					●						●																					
桂枝人参湯					●	●						●									●		●									
抑肝散加陳皮半夏					●			●					●					●	●			●	●	●								
治打撲一方					●	●							●	●																		
牛車腎気丸						●				●						●								●	●	●						
人参養栄湯	●				●	●				●	●								●		●		●	●								
柴苓湯		●			●	●		●				●			●	●		●			●	●	●	●								
麻黄附子細辛湯																									●		●		●			

II

脳神経疾患からみた漢方治療

脳神経外傷

外傷性頸部症候群

脳血管障害

脳血管性認知症

脳腫瘍

脳神経疾患に合併したMRSA感染症

てんかん

認知症

その1 脳神経外傷

要点：

- **1** 一般に，脳神経外傷の治療については，急性期は来院後適切な西洋医学的診断がなされ，それに応じた手術的治療や西洋医学的な保存的治療によって，大部分は良い経過をたどって改善していくものと思われる．
- **2** しかし一方では，西洋医学的治療を続けていても病状（症状）が慢性化，または難治性になったり，また副作用のため西洋薬による長期間の治療が困難になる場合も多々ある．これらの背景から，西洋医学的治療に漢方治療を併用，または漢方の単独治療へ変更することによって，良好な治療効果が得られることも多い．
- **3** これまでに報告のある漢方治療が適応となったおもな脳神経外傷領域の疾患（病態）には，① 顔面外傷後の腫脹，疼痛，② 外傷後の慢性疼痛，頭痛，③ 外傷性頸部症候群による慢性頭痛，自律神経症候，Barre-Lieou 症候群，④ 外傷性嗅覚障害，⑤ 慢性硬膜下血腫などがある．文献的報告を中心に，若干の自験例について述べる．

代表的漢方処方

1．治打撲一方	2．柴苓湯
3．桂枝加朮附湯	4．呉茱萸湯
5．当帰芍薬散	6．五苓散

顔面外傷後の腫脹・疼痛

顔面外傷の腫脹・痛みに対する治打撲一方による治療[1)]

治打撲一方

構成生薬：桂皮，川芎，川骨，甘草，大黄，丁子，撲樕

- 通常，顔面外傷は受傷後約1ヵ月ぐらいで自然治癒されることが多い．櫻井ら[1)]は，顔面外傷患者13例に古くから用いられている治打撲一方の2週間の単独療法を行うことによって，より早期の腫脹の改善と痛みが緩和し，本法が有効かつ安全で，患者の満足度の高い漢方治療であったと報告している．
- 治打撲一方は，おもに骨折や打撲による腫脹・疼痛に対する治療として，江戸時代の香川修庵によって考案された薬剤である．7つの生薬から構成され，薬効はおもにその抗炎症作用によると考えられている．
- 一方，打撲などによる内出血や挫傷は，急性に発生する局所的な血液の停滞である「瘀血」の一部と解釈され，構成生薬である川芎，樸，川骨，大黄などが有する「瘀血」を治す作用が奏効したと考えられる．

顔面骨折術後の腫脹に対する柴苓湯の有用性[2)]

柴苓湯

構成生薬：柴胡，沢瀉，半夏，蒼朮，大棗，猪苓，人参，茯苓，甘草，桂皮，生姜

- 小坂ら[2)]は，顔面頬骨骨折手術後の腫脹の症例に対し柴苓湯の投薬を行い，顔面腫脹の軽減効果が，西洋薬の消炎鎮痛剤の投薬例に比較し，より有効であったことを3次元レーザー計測器を用いて明らかにした．
- 柴苓湯は，五苓散（利水作用）と小柴胡湯（抗炎症作用）の合方で，その治療効果は，抗浮腫作用や，内因性ステロイドの増加によると考え

られている．

頬骨骨折後に生じた疼痛（CRPS type II），顔面の腫張・発赤に桂枝加朮附湯が奏効[3)]

桂枝加朮附湯

構成生薬：桂皮，芍薬，蒼朮，大棗，甘草，生姜，附子

◤千葉ら[3)]は，頬骨骨折後に生じた難治性疼痛のCRPS type Ⅱ（複合性局所疼痛症候群）に対し，桂枝加朮附湯が奏効し，顔面の腫脹，発赤も改善した症例を報告した．

◤本症例の疼痛は，持続性の灼熱性の自発痛とアロデイニア，知覚異常を認め，西洋医学的薬物療法や神経ブロックを受けたが改善しなかった．用いた桂枝加朮附湯の構成生薬の桂枝，生姜は末梢血液循環を促進し，桂枝，生姜，蒼朮，附子は余剰の水分を除く作用があり，附子は強い鎮痛作用がある．

◤本症例は，漢方医学的には表寒虚証で，痛みは寒冷で悪化したことに着目し，本漢方薬が用いられた．まず冷えが良くなり，さらに精神症状が改善し，次いで顔面の腫脹が，最後に痛みが2割程度にまで軽減したという．

外傷後の慢性疼痛

頭部外傷後の頭痛[4)]

→呉茱萸湯

◤吉井[4)]は，頭部外傷後に長期間続いた64例の慢性頭痛に対し，呉茱萸湯を投与し47例（73.4%）に有効であったとし，約30%は著効したと報告している．副作用は1例もなく，頭部外傷後の頭痛に対しては，まず呉茱萸湯を用いるべきと述べている．

◤呉茱萸湯は，主成分の呉茱萸にendiamineやrutacarpineに代表されるアルカロイドが含まれ，これらにより鎮痛作用が発揮される．64例の頭痛の性状は，頭重感，頭部しめつけ感，ズキズキした痛み，頭部しびれ感，何かをかぶった感じなどであったが，これらの57例は筋緊張性頭痛，または混合性頭痛であった．呉茱萸湯は，本来片頭痛にもっともよく効くとされているが，本例のごとく筋緊張型頭痛，または混合性頭痛の慢性頭痛に対しても有効であることが示された．

慢性頭痛に対する漢方治療の効果[5)]

→呉茱萸湯，加味逍遥散，当帰芍薬散，桂枝茯苓丸

◤牛久保ら[5)]は，慢性頭痛195例のうち，頭部外傷後の頭痛12例，脳手術後の頭痛11例に漢方薬を投与して良好な結果を得たと報告している．

◤頭部外傷例では，呉茱萸湯，加味逍遥散から開始して，効果がないときは当帰芍薬散，桂枝茯苓丸などを投与したと報告している．脳手術後の頭痛では，呉茱萸湯または釣藤散から開始して，効果がないときは証によって五苓散，加味逍遥散，黄連解毒湯，釣藤散などに変方している．

外傷後慢性疼痛に対する治打撲一方の活用[6)]

◤織部ら[6)]は，頭頸部外傷，脊椎脊髄損傷，四肢などの外傷後で，慢性疼痛を有する23例の患者を対象とした．これらはいずれもNSAIDsをはじめ西洋医学的治療が無効であった症例で，漢方的腹診では高木の腹部圧痛点を認めた．これらの23例に治打撲一方加附子を投薬し，慢性疼痛は，21例（91.3%）に改善を認め，きわめて有効であったと報告している．

◤外傷後や術後の疼痛に対し，一般に西洋医学ではNSAIDs（消炎鎮痛薬）が，急性期に使われきわめて有効であるが，慢性化とともに病態が陰証になる傾向のために，無効となるケースも多くなる．東洋医学では，西洋医学にはない「陰陽・虚実・気血水理論」による病態解析があり，西洋医学的治療で難治症例であっても，これらの解析

により各症例に適した漢方治療が選択されることから，有効な治療となることが多い．

外傷性嗅覚障害に対する漢方治療

感冒罹患後ならびに外傷性嗅覚障害に対する当帰芍薬散の治療効果[7)]

当帰芍薬散

構成生薬：芍薬，蒼朮，沢瀉，茯苓，川芎，当帰

- 三輪ら[7)]は，感冒罹患後ならびに外傷性嗅覚障害患者に対し，① ステロイド点鼻単独療法，② ステロイド点鼻療法と当帰芍薬散の併用療法，③ 当帰芍薬散単独療法による治療を行い，それらの治療前後におけるT & Tオルファクトメーターによる基準嗅力検査を用いて治療効果を比較した．外傷性嗅覚障害では，当帰芍薬散単独投与例ではステロイド点鼻単独療法と比較し勝るとも劣らない良い成績が得られた．
- 当帰芍薬散は，中枢に対する作用としてコリン作動性ニューロンの活性を高める作用を有し，アルツハイマー病の治療にも応用されている．さらに，血液循環改善作用，細胞死の抑制作用，嗅球の神経成長因子を増加させることも報告されている．

症　例　**50代，女性：外傷性嗅覚障害**

診断：脳挫傷（左前頭葉），外傷性くも膜下出血，頭蓋骨骨折，外傷性嗅覚障害．

06年9月上旬にトラックの荷台から転落して受傷し入院．来院時意識2点，受傷時の記憶がなく，逆行性健忘あり．入院時より後頭部痛，左耳出血あり．神経学的に嗅覚脱失（両側），左聴力障害，味覚障害を認めた．CTでは左前頭葉に軽度の脳挫傷と軽度のくも膜下出血を認めた．入院後保存的治療で全身状態は改善し受傷18日後に退院した．

1週間後，耳鼻科受診．臭いはまったく感じられず両側の嗅覚脱失が確認され，左聴力障害，味覚障害を認めた．

さらに1週間後，嗅覚検査としてアリナミンによる嗅覚テストでは無反応であった．当日より当帰芍薬散7.5 g，メチコバール1500 μg の投薬とリンデロンの点鼻による治療を開始した．

その後も同様の治療を継続したが，12月頃から，味覚が多少でてきたものの，嗅覚，左聴力は変わらなかった．しかし，翌07年2月頃からは強い臭いがわかるようになった．7月には酢，漂白剤の臭いが，9月にはシャンプーの臭いが，12月頃より便，尿の臭いも少しずつわかるようになった．

慢性硬膜下血腫に対する漢方治療（表7）

五苓散　第一選択薬

構成生薬：沢瀉，猪苓，蒼朮，桂皮，茯苓

- 慢性硬膜下血腫（chronic subdural hematoma, CSDHと略す）の治療の基本は手術であり，手術侵襲も少なく治療予後も良好である．しかし，手術後の再発も10～20%にみられることや，CT画像上CSDHを認めても無症候，または軽微な症状しか見られない場合もある．さらに，手術を希望しない場合もあり，保存的治療を要することがある．
- CSDHの成因，増大機序については，浸透圧説や血腫内および血腫外膜の局所線溶活性亢進により持続的・断続的出血を生じ血腫が増大するとの説があるが，詳細はいまだ不明である．
- CSDHの非手術的治療には，Suzukiら，金城らの20%マンニットールによるosmotherapyがあり，20%マンニットール1000/日を2週間以上連日投与することにより全例血腫の消失，または縮小を認めたとしている．Ambrosettoらはステロイドホルモンと50% glucoseとの併用療法を行い，Gloverらや Rudigerらはス

表 7　慢性硬膜下血腫（CSDH）に対するおもな漢方治療の報告

報告者	発表年	診断	漢方薬	併用薬	症例数	有効率
関ら[8]	1995	CSDH	五苓散	−	8	4：改善
小貫[9]	2003	CSDH	五苓散	プレドニン	5	5：血腫消失
村松ら[10]	2005	CSDH	五苓散	−	11	10：（血腫消失/縮小）
宮上	2008	CSDH	五苓散	15：（−） 7：（止血剤）	22 （27 血腫）	19（23 血腫）：有効 12：血腫消失 11：血腫縮小
上野	2008	CSDH	五苓散	プレドニン	3	3：血腫消失
北原	2008	CSDH	柴苓湯	−	1	1：血腫消失

CSDH：chronic subdural hematoma

テロイドホルモン単独治療により，いずれもそれらの有効性を述べた．

◤五苓散を用いた治療は，関ら（1995）[8]は 8 例の CSDH に対し五苓散を投与し 4 例に改善が見られ，小貫（2003）[9]は 5 例に五苓散とプレドニゾロン（5〜10 mg/day）併用治療を行い，全例血腫の消失を見ている．村松ら（2005）[10]は，11 例の CSDH に五苓散単独治療により 10 例で血腫の消失，または縮小を認めその有効性を報告した．

◤五苓散は利水作用を示す代表的漢方薬とされ，沢瀉，茯苓，猪苓，蒼朮（白朮），桂皮の 5 つの生薬が配合されている．五苓散はマンニットールのような西洋薬の利尿薬と異なり，水分過剰状態では利尿を示すが，脱水状態になると逆に抗利尿に働く水分代謝調節作用を持っている[11]．この利尿作用の作用機序は，水チャンネル aquaporin（AQP）の阻害によるといわれている．AQP は細胞膜における水の透過性を高める働きがあるが，五苓散はこの AQP の働きを抑制する．磯濱[13]は，五苓散の構成生薬の中で，とくに蒼朮，猪苓，茯苓に細胞膜の水分透過性の抑制作用が認められたとしている．

◤CSDH に対し用いられた五苓散に含まれる朮は，これまでに自験例を含め蒼朮を使ったものが多かったが，上野ら[12]は白朮を用いた五苓散によっても CSDH に対し有効であったとしている．臨床的には五苓散は抗浮腫作用などがあり[11]，一般に頭痛，脳浮腫，腹水，胃腸炎，眼科疾患，二日酔い，痛みなどに対し処方されている．

代表的一症例を提示する．

自験例の検討と考察：慢性硬膜下血腫（CSDH）

❖われわれは 22 例（27 血腫）の CSDH に対し 15 例は五苓散単独療法，7 例は五苓散と止血剤を併用治療した結果，23 血腫で有効性を示し，それらのうちの 12 の CSDH では血腫は消失，他の 11 血腫では縮小した．全般に五苓散投薬開始後，3〜4 週後より血腫の縮小がみられ，血腫が消失する場合は投薬後 14 週以内に大部分の症例は血腫の消失を認めた．五苓散投薬後 2 週以内に血腫の縮小を示すものは少なく，本治療を行う場合，治療効果の判定には少なくとも 3〜4 週間以上の継続投与が必要と思われる．

❖五苓散の CSDH に対する治療効果の機序についてその詳細は不明であるが，従来マンニットールなどによる有用性が指摘されているように，主として利尿作用によると考えている．なおこれまでの報告で，五苓散にステロイド剤の併用治療やステロイド剤の抗炎症作用を考慮した柴苓湯による治療もあるが，自験例では五苓散単独でも良好な結果が得られた．五苓散はマンニットー

五苓散（止血剤）開始

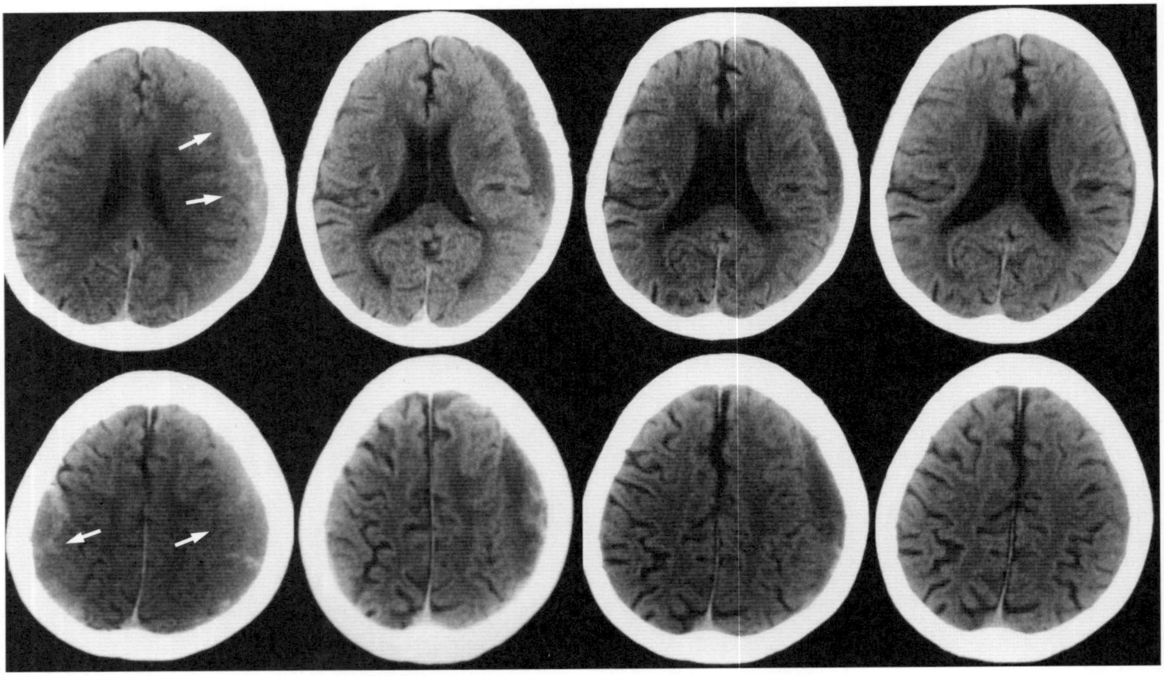

投与開始 1 日目　投与開始 53 日目　投与開始 73 日目　投与開始 108 日目

図 1　70 代，女性，両側性慢性硬膜下血腫（L＞R）［05 年 11 月中旬外傷（転倒）］

ルやステロイド剤と異なり内服薬により治療され，明らかな副作用もなく使いやすく，今後 CSDH の非手術的治療として有用な薬剤と考える．

症　例　70 代，女性（図 1）：両側性慢性硬膜下血腫（L＞R）

05 年 11 月中旬，転倒により頭部打撲を受ける．受傷 53 日目，軽度の歩行障害あり CT 検査したところ両側性の isodensity の CSDH（右；8 mm，左；5 mm）を認め，止血剤（アドナ 3 錠，トランサミン 3 錠）を開始した．経過観察したところ 28 日後の CT 上（**図 1**）CSDH は拡大し，血腫の幅は，右；10 mm，左 20 mm となり，両側とも高～低吸収域の mixed density を示した．同日より五苓散 7.5 g（分 3）を併用投与した．血腫は，五苓散投与 10 週後より徐々に縮小を開始し，血腫の範囲も狭小傾向を示し，low density となり投与後 17 週で完全消失した（**図 1**）．

文　献

1）櫻井貴敏，上田守三，鮫島寛次：顔面外傷の腫脹・痛みに対する治打撲一方の使用経験．漢方医学 **30**：104–105，2006
2）小坂正明，丹羽幸司，上石　弘：顔面骨折術後の腫脹に対する柴苓湯の有用性―三次元レーザー計測器による評価―．Progress in Medicine **21**：1356–1359，2001
3）千葉雅俊，枝松　満，越後成志：頬骨骨折後に生じた CRPS type Ⅱに桂枝加朮附湯が奏効した 1 症例．ペインクリニック **27**：209–212，2006
4）吉井信夫：頭部外傷後の頭痛．日本医師会雑誌 **103**（9），1990
5）牛久保行男，岩淵　聡，都築　隆，他：慢性頭痛に対する漢方治療の効果，慢性疼痛 **14**：174–179，1995
6）織部和宏，首藤孝夫：治打撲一方の活用法～「高木嘉子の圧痛点」を狙え～．漢方療法 **19**：198–208，2005-6
7）三輪高貴，塚谷才明，池野幸子，他：感冒罹患後ならびに外傷性嗅覚障害に対する当帰芍薬散の治療効果．日本味と匂学会誌 **12**：523–524，2005
8）関　久友，沖田　直，高瀬貞夫：慢性硬膜下血腫に対す

る五苓散の有用性の検討．臨床神経 **35**：317，1995
9）小貫啓二：五苓散による慢性硬膜下血腫の治療の試み．漢方医学 **27**：645-653，1985
10）村松正俊，吉川達也，英賢一郎：超高齢者の慢性硬膜下血腫に対する五苓散料の効果．No Shinkei Geka **33**：965-969，2005
11）丁　宋鐵：方剤薬理シリーズ，五苓散（その 2）．漢方医学 **26**：42-46，2002
12）上野眞二，太田英孝，清水いはね，他：慢性硬膜下血腫に対する五苓散の使用経験．日本東洋医学雑誌 **59**（Suppl），205，2008
13）磯濱洋一郎：利水剤“五苓散”の作用メカニズム．漢方医学 **29**：213-215，2005

MEMO

日本の医療と漢方医学

明治以降，日本の医療は西洋医学に一元化されたが，現代では医師が西洋医学のみならず，漢方薬や鍼灸を行うことも法的に保護されている．しかし，ほとんどのアジアの国では，西洋医学の医師とは別個にそれぞれの伝統医学を専門とする医師の資格を認めている．すなわち基本的に西洋医学，または伝統医学のどちらかの医療のみを行っている．

一方，日本では漢方医学だけの医療行為を行う伝統医学の医師は認めていない．このように漢方（伝統）医学と西洋医学の両者を臨床応用できることを法的に認めている国は例外的で，日本のみである．この制度は新しい治療の試みでもあり，今後の医療の発展の可能性を秘めている．近年，欧米諸国でも代替医療が注目され，それらの医学教育への転換に向かっている．

本邦では，漢方薬は保険薬価にも収載し，健康保険によって医療費もカバーされ，医師によって西洋薬とともに広く用いられるようになった．

その2

外傷性頸部症候群

要点：

1. 外傷性頸部症候群は，西洋医学的治療，または自然経過により，大部分の症例は受傷後2〜4週後には治癒する．しかし，これらの治療を続けても1〜数ヵ月にわたって症候が改善しない難治例を経験することもしばしばある．
2. この場合，単なる頸椎捻挫であるより，Barre-Lieou症候群であったり，心因性や補償の問題がからんでいることも多く，難渋する．
3. 長期にわたる西洋薬治療では，副作用のため中断することも多いが，漢方治療は副作用も少なく，最近，患者の証を考慮した治療によって，漢方治療の有効例の報告が増えている．本稿は，外傷性頸部症候群に対するおもな最近の漢方治療の報告例についてまとめた．

代表的漢方処方

1．葛根湯	2．桂枝加朮附湯
3．桂枝茯苓丸	4．五苓散
5．呉茱萸湯	6．半夏厚朴湯
7．柴胡加竜骨牡蛎湯	

外傷性頸部症候群の病態と漢方の意義

- 外傷性頸部症候群は，頸部の過屈曲，過進展により，頸部の骨・椎間板，骨膜，靱帯，筋群，末梢神経などに物理的損傷を生じ，その結果，頭痛，頸部痛，めまい感，耳鳴，しびれ感などの多彩な愁訴を認めるが，西洋医学的精査を行っても明らかな器質的障害は認めない．症候学的には，おもに①頸椎捻挫型（上頸部症候群，下頸部症候群），②Barre-Lieou症候群に分類されている．
- 一般に，外傷性頸部症候群は，西洋医学的治療を続けても1〜数ヵ月にわたって症候が改善しない難治例を経験することがしばしばある．また，長期にわたる西洋薬治療は副作用のため中断することも多い．漢方治療は副作用も少なく，患者の証を考慮した治療によってその有効性を示す報告が増えている．
- 外傷性頸部症候群の治療として，岡田[1)]は，頸椎捻挫の全例が瘀血症例であったとし，治療にあたって「虚・実」と「腹症」の見きわめが重要であると述べている．「虚証」には当帰芍薬散を，「実証」には桂枝茯苓丸，または桃核承気湯を用いた治療を行っている．その結果漢方治療が，西洋医学的治療に比較し良好な改善効果を示したとしている．
- 林（一）ら[2)]は，受傷3日以降から2ヵ月頃の外傷性頸部症候群の治療として，虚実を考慮した漢方薬を選択している．すなわち，実証なら麻黄湯，越婢加朮湯，中間証なら葛根湯，やや虚証なら桂枝湯，桂枝加朮附湯，さらに虚証なら真武湯を処方している．なお，血，水，気の異常が考えられれば，桂枝茯苓丸などの駆瘀血剤を虚実にしたがって与え，水毒には五苓散，呉茱萸湯，小青龍湯など，気の異常には半夏厚朴湯，竜骨牡蛎の含まれている漢方を合方して投与している．

高口・林ら[3)]は，外傷性頸部症候群の病期と証を考慮した一般的漢方治療について，**表8**のごとく漢方薬を選択していた（1997年）．

表 8　外傷性頸部症候群の漢方治療

病期	証	
急性期：駆瘀血剤：	＜実証＞ ＜中間証＞ 通導散　桂枝茯苓丸	＜虚証＞ 当帰芍薬散ほか*
亜急性期以後：	＜実証～中間証＞ 越婢加朮湯・葛根湯	＜虚証＞ 桂枝加朮附湯
亜急性期以後の 頭痛・めまい： 頭痛・嘔気・めまい：	＜中間証～虚証＞ 五苓散・苓桂朮甘湯 呉茱萸湯	＜虚証＞ 半夏白朮天麻湯・当帰芍薬散
慢性難治化：	＜中間証～虚証＞ 柴胡加竜骨牡蛎湯 半夏厚朴湯・分心気飲	＜虚証＞ 桂枝加竜骨牡蛎湯 加味逍遙散・当帰芍薬散

*水滞ある女性のほかは，治打撲一方や，Barré 症候には白朮附子湯などの煎剤を用いることもある．

（高口眞一郎，他：漢方と最新治療 6-2：148，1997 より引用，原著者の意見を元に改変）

外傷性頸部症候群（頸椎捻挫型）による頭痛（表 9）

頸椎捻挫による後頭神経痛への漢方治療[10)]

→疎経活血湯，桂枝加朮附湯

◤林・高口ら[4)]は，頸椎捻挫による慢性の後頭神経痛の 2 例を報告した（2005 年）．1 例は，中間証で瘀血のある慢性の後頭神経痛症例には疎経活血湯を投与し，しびれも合併していたため桂枝加朮附湯を加え著効した．他の例は，胃内停水と軽度の瘀血のある後頭神経痛症例で，桂枝加朮附湯が有効であったと報告している．一方，後頭神経痛に対する漢方として吉井は，①桂枝加朮附湯，②麻黄附子細辛湯，③当帰四逆加呉茱萸湯，④疎経活血湯（中間証以上の項部・肩部痛をともなう頭痛に用いる），⑤葛根湯をあげている．

外傷性頸部症候群[11)]に奏効した漢方治療

→葛根湯

◤間宮ら[5)]は，交通外傷後による外傷性頸部症候群の発症 2ヵ月経過後も後頸部痛，背部痛がみられ，消炎鎮痛薬の投与と理学療法を続けたが改善せず，葛根湯を処方し良好な治療成績を得た症例を報告している．

◤葛根湯は 7 種の生薬からなっているが，とくに治療効果は，麻黄によるとされる．麻黄の成分であるプソイドエフェドリンの抗炎症作用やエフェドリンの β 受容体刺激による循環の賦活作用による発痛物質の wash out 作用が症状の緩和につながっているものと考えられている．

長期に改善をみなかった外傷性頸部症候群の漢方薬有効例[6)]

→補中益気湯，五苓散

◤田島ら[6)]は，交通外傷後長期にわたって頭頸部痛，頸部運動制限，嘔気などの改善がみられなかった 2 例に対し，気虚や水滞に有効な補中益気湯と五苓散を投与し，著明に改善したと報告している．慢性疼痛患者では，気虚であることが多いとされ，症状の日内変動や気圧によって左右される諸症状は，水滞によると推察できるという．

頸・肩部挫傷（いわゆるむち打ち症）に対する柴胡桂枝乾姜湯の使用効果[7)]

→柴胡桂枝乾姜湯

◤恩田[7)]は，交通事故に起因するむち打ち症の治

表 9　慢性期外傷性頸部症候群に対するおもな漢方治療の報告

報告者	報告年	診断	合併病態	漢方薬	症例数	有効率
呉ら[8]	1986	頸椎捻挫 慢性項背・肩部痛	瘀血	通導散	1	有効
恩田[7]	2000	外傷性頸部症候群 慢性頭・頸・肩部痛	「上熱下寒」	柴胡桂枝乾姜湯	2	2：有効
間宮ら[5]	2001	外傷性頸部症候群 慢性後頸部痛	背部痛	葛根湯	1	有効
林(俊)ら[4]	2005	頸椎捻挫 慢性後頭神経痛	瘀血 しびれ	疎経活血湯 桂枝加朮附湯	2	2：著効
田島ら[6]	2005	外傷性頸部症候群 慢性後頭部痛	気虚，水滞 頸部運動制限	補中益気湯 五苓散	2	2：著効
角田ら[9]	1996	外傷性頸部症候群 Barre-Lieou 症候群 めまい，頭頸部痛	瘀血，動悸 頸部交感神経 興奮	桂枝茯苓丸 当帰芍薬散	11	有効
塩澤[11]	1997	外傷性頸部症候群 Barre-Lieou 症候群 不定愁訴，めまい	心身症 肩こり，嘔気	柴胡加竜骨牡蛎湯 抗不安薬（西洋薬）	1	有効
松村ら[12]	2002	外傷性頸部症候群 外傷後ストレス障害	事故の恐怖 車運転不能	柴朴湯	1	有効
立原ら[13]	2003	外傷性頸部症候群 後頭肩部痛，手しびれ	抑うつ，不安 瘀血，冷え	当帰四逆加呉茱萸生 姜湯，コウジン末	1	著効
柿添[14]	2005	外傷性頸部症候群 後頭部痛，耳鳴	不安感	柴胡加竜骨牡蛎湯 抗不安薬（西洋薬）	1	有効

療が初期に奏効せず，受傷2ヵ月以降の長期にわたって頸・肩部痛，頭痛がみられ，消炎鎮痛剤，ビタミン剤，ブロック療法で効果が得られず，柴胡桂枝乾姜湯の投薬により改善した2例を報告している．

◤柴胡桂枝乾姜湯は，乾姜・桂枝が加わった柴胡剤で，温める作用が強く，体力の増強を図りつつ，解熱，発汗，消炎作用がある．こじれた時期の長期にわたるむち打ち症に，柴胡桂枝乾姜湯が有効である機序として「上熱下寒」の状態を改善させ，陰陽の失調状態を整える作用があると考えられている．むち打ち症では，「上熱下寒」になっていることが多いと言われる．すなわち，首から上がのぼせて熱く，汗をかきやすく，反対に下半身は冷たくなっているという．

慢性化した急性頸椎捻挫後遺症の通導散による軽快例[8]

→通導散

◤呉ら[8]は，交通外傷後10年以上にわたり項背部痛，肩部痛に悩み，瘀血症状を示した症例に，駆瘀血作用のある通導散を投与し軽快した例を報告した．

外傷性頸部症候群の Barre-Lieou 症候群，自律神経症候（表 9）

頭頸部外傷後のめまい感に対する駆瘀血作用を持った漢方薬の使用経験[9]

→桂枝茯苓丸，当帰芍薬散

◤角田ら[9]は，軽傷頭頸部外傷後の患者で，Barre-Lieou 症候群（頸部交感神経症候群）すなわち非特異的めまい感や頭頸部痛，悪心，動悸，顔面のほてり感を呈した11例に対し，駆瘀血作用を持った漢方薬（桂枝茯苓丸，当帰芍薬散）を証に応じて用い，良好な結果を得たと報告している．彼らは，Barre-Lieou症候群の成因として頸部交感神経系周囲結合組織の挫傷，この瘢痕組織のうっ血，圧迫による頸部交感神経系の過興奮状態であると推測している．

むち打ち症に対する漢方治療～肝気うっ血との戦い～[10)]

織部ら[10)]は，交通事故などによるむち打ち症で，Barre-Lieou症候群や自律神経症候を併発した症例，または事故の相手方の誠意の無さや職場復帰の遅れ，賠償問題が解決されてない場合などでは，東洋医学的には肝気うっ血を呈するとされる．これらでは，西洋医学的治療のみでは難治性で，東洋医学的治療の併用，とくに随証を考慮した治療が重要としている．

柴胡加竜骨牡蛎湯による自律神経失調症（心身症）の有用例[11)]

→柴胡加竜骨牡蛎湯

塩澤[11)]は，交通外傷でBarre-Lieou症候群による不定愁訴を訴えていた患者に対し，抗うつ薬，抗不安薬の投与により不定愁訴，とくにめまいが消失したが，最後まで残った肩こり，嘔気に難渋した．しかし，柴胡加竜骨牡蛎湯の併用により症状は緩解消失し，QOLの改善をみたと報告している．

柴朴湯が有効であった交通事故後の外傷後ストレス障害[12)]

→柴朴湯

松村ら[12)]は，頸椎捻挫と前胸部挫傷で入院した患者に対して，安静と桂枝茯苓丸の投与で症状は軽快し退院した．しかし，事故の記憶からの恐怖心が残存し，自動車乗車や仕事復帰が不可能となった．柴朴湯を併用し約1ヵ月後より症状は改善し，車の運転も可能となった症例を報告した．

当帰四逆加呉茱萸生姜湯とコウジン末の合方が著効した抑うつの強い外傷性疼痛[13)]

→当帰四逆加呉茱萸生姜湯，コウジン末

立原ら[13)]は，交通外傷後より後頭部痛，肩部痛，右手のしびれが続いた患者に対し，鎮痛剤，神経ブロックを行ったが改善せず，さらに，不安，不眠，加害者との交渉のもつれも加わり，抑うつ傾向が強くなった．治療開始後約1年後，患者の瘀血と冷えに着目し，当帰四逆加呉茱萸生姜湯とコウジン末を合方したところ，著効したと報告している．

外傷性頸部症候群（後頭部痛，耳鳴り）の漢方治療の有効例

→柴胡加竜骨牡蛎湯

交通事故によるむち打ち症により後頭部痛，耳鳴りが出現し，抗不安薬のロフラゼプ酸エチル（メイラックス），NSAIDsによる治療を行ったが改善しなかった．本例に対し柿添[14)]は，受傷後約3ヵ月後より柴胡加竜骨牡蛎湯を投与したところ，1週後頃より不安感，耳鳴り，頸部痛が少しずつ改善したと報告している．

文　献

1）岡田耕造：外傷性頸部症候群（頸椎捻挫），日本医師会雑誌，昭和63年5月1日号
2）林　一郎，林　健人：鞭打ち症の漢方治療．漢方と最新治療 5：391-396，1996
3）高口眞一郎，林　俊樹，磯島　正，他：骨筋肉系の疼痛に対する漢方治療．漢方と最新治療 6：145-149，1997
4）林　俊樹，林　智樹，高口眞一郎，他：頸椎捻挫による後頭神経痛への漢方治療2例―疎経活血湯による著効・桂枝加朮附湯による有効―．痛みと漢方 15：82-85，2005
5）間宮規章，大西俊郎，間宮敬子：葛根湯が奏効した外傷性頸部症候群の1症例．ペインクリニック 22：419-420，2001
6）田島康介，吉田祐文：長期に改善をみなかった外傷性頸部症候群に漢方薬が有効であった2例．日東医誌 56：453-457，2005

7）恩田芳和：頸・肩部挫傷（いわゆるムチ打ち症）に対する柴胡桂枝乾姜湯の使用効果．痛みと漢方 10：35-37，2000
8）呉　相俊，永田勝太郎，鈴木康生，他：慢性化した急性頸椎捻挫後遺症が通導散によって軽快した一例．慢性疼痛漢方研究会誌 1：51-53，1986
9）角田　孝，青木　司，村松　明，他：頭頸部外傷後のめまい感に対する駆瘀血作用漢方薬の使用経験．漢方診療 15：25-27，1996
10）織部和宏，首藤孝夫：むち打ち症に対する漢方治療．漢方療法 7：536-541，2003
11）塩澤三朗：柴胡加竜骨牡蛎湯による自律神経失調症（心身症）に有用であった 1 症例．日本東洋心身医学研究 12：59-62，1997
12）松村崇史，相羽　整，吉田祐文，他：柴朴湯が有効であった交通事故後の外傷後ストレス障害の 1 例．日本東洋心身医学研究 17：28-32，2002
13）立原弘章，伊藤樹史，須田高之，他：当帰四逆加呉茱萸生姜湯とコウジン末の合方が著効した外傷性慢性疼痛．日本東洋心身医学研究 18：58-63，2003
14）柿添亜矢：外傷性頸部症候群に漢方治療が有効であった 1 例．第 18 回日本疼痛漢方研究会（抄録），2005

MEMO

保険診療と漢方

●漢方薬は，品質の安定した漢方エキス製剤が開発されたことと，保険診療の薬価収載が行われたことにより，一般医師に広く使用されるにいたっている．保険診療が可能で，日本薬局方に記載されている薬剤には，生薬が約 180，生薬末は約 50 ある．一方，漢方エキス製剤には約 147 ほどの処方がある．

●漢方エキス製剤の保険診療にあたっては，病名と適応症の記載が必要となる．医師は，保険で認められている薬剤の効能，効果を念頭におき，常に適正な病状，病名を記載するよう心がけなければならない．すなわち，たとえば漢方的診断の瘀血，腎虚などは保険診療の病名の適応にはならない．

●生薬も保険薬価に収載されているため，原則的には日本漢方の方剤は生薬で処方することも可能とされる．しかし，生薬の薬価が低く抑えられているため，その品質が必ずしも満足のいくもので充当できないことと，まだ保険収載外の生薬があることなどの問題も多い．良質の生薬を使いたい場合には自由診療にせざるをえないこともある．

●漢方エキス製剤の投与に当たっては，患者の病態をできるだけ 1 つの製剤で対応することを基本としている．2 剤を併用することによって漢方診療の幅が広がるが，同じ生薬が重複したり，同効薬がかさなることもあり，それらによる副作用などにも十分な注意が必要となる．なお，3 剤以上の同時併用は，支払い基金より制限を受けることが多い．

その3 脳血管障害

要点：

❶漢方治療は，脳循環，脳代謝の両面の改善作用を持っているといわれ，古くから脳血管障害に対し，各種の漢方治療が用いられ，その有効性が指摘されている（**表** 10）．

❷漢方治療による慢性期脳血管障害に対する治療効果は，① 脳血管障害後の頭痛，頭重，めまい，肩こりなどの自覚症状，② 意欲低下，せん妄，興奮などの精神症状，③ 脳血管障害後遺症による疼痛，しびれ感，④ 脳血管性認知症，⑤ 脳血管障害の危険因子（血圧降下作用，脂質代謝改善作用，抗血小板作用などの効果）などに改善効果が認められている（**表** 11）．

❸漢方薬（方剤）の選択に当たっては，各疾患別に考えるより，症候と体質，気血水などの証にあわした方剤の選択によって有効性が高くなる（**表** 12）．

代表的漢方処方（慢性期）	
1．黄連解毒湯	2．釣藤散
3．桂枝茯苓丸	4．八味地黄丸
5．真武湯	6．当帰芍薬散

◤脳血管障害の急性期，または経過中の再発に対する治療は，一般に西洋医学的治療が主体をなし，漢方治療には限界がある．しかし，慢性期の脳血管障害における各種症候に対しては，古くから漢方治療が用いられており，西洋薬と同等の効果，または漢方治療がより有効であったとの報告が多くみられる（**表** 11）．

◤しかし，慢性期の脳血管障害による症候の中で，漢方治療は運動麻痺や言語障害などの神経症状に対する効果は低い．

◤これまで脳血管障害に対する漢方治療については，比較的多くの報告があり，それらのうちのおもな報告（後述**表** 13）について述べる．

表 10　脳血管障害に対する漢方の意義，適応

- 漢方薬に脳循環・脳代謝の改善作用あり
- 慢性期脳血管障害に漢方の適応あり
  急性期，再発例は西洋薬優先
- 脳血管障害の随伴症状と体質（証）により方剤を選択
- 西洋薬に比較し副作用少なく，長期間の投薬に適する

急性期脳血管障害の漢方治療

五苓散　**第一選択薬**

構成生薬：沢瀉，猪苓，蒼朮，桂皮，茯苓

◤脳血管障害急性期における漢方治療の期待は低いが，これまでに大柴胡湯，三黄瀉心湯，続命湯，五苓散などにおいて有効性が報告されている．

◤木元[1]は，急性期脳梗塞 14 例に対し，西洋薬の標準的治療のアルガトロバンに併用して，全例五苓散を投与し，さらに証に応じて柴胡桂枝湯，三黄瀉心湯，黄連解毒湯のうちのいずれかを併用した．その結果，西洋薬単独治療群に比較して，漢方薬併用群で，退院時の神経学的所見を含めた臨床成績が良好であったとし，とく

表 11　脳血管障害の漢方治療による効果改善が報告されている病態（症候）

- 脳血管障害後の頭痛，頭重，めまい，肩こりなどの自覚症状
- 意欲低下，せん妄，興奮などの精神症状
- 脳血管障害後遺症による疼痛，しびれ感
- 脳血管性認知症
- 脳血管障害の危険因子
  （血圧降下作用，脂質代謝改善作用，抗血小板作用などの改善効果あり）

表 12　慢性期脳血管障害の漢方治療の方剤選択

- 体力充実，高血圧で，肥満，顔面紅潮をともなう　→　黄連解毒湯
- 同上の状態で便秘あり　→　大柴胡湯，三黄瀉心湯
- めまい，頭痛，肩こり，耳鳴り　→　釣藤散
- いらいら，不眠など興奮性の精神症状，体力がない　→　抑肝散
- 排尿障害，歩行障害，体力低下あり　→　八味地黄丸
- 瘀血があり，しびれ，麻痺あり　→　桂枝茯苓丸
- 同上の状態で便秘傾向　→　桃核承気湯
- 瘀血があり，痩せて頭痛，肩こり　→　当帰芍薬散
- 冷え，めまい，麻痺　→　真武湯
- 意欲低下　→　補中益気湯

表 13　脳血管障害に対する漢方治療のおもな報告

著　者（報告年）	漢方薬 投与期間	対象疾患	症例数	症　候	治療効果
伊藤（栄）ら[14]（1991）	黄連解毒湯 8 週	脳梗塞後遺症	108	自覚症状（頭痛，めまい，のぼせなど）	有用度（68%） 対照群（46%）
大友ら[7]（1991）	黄連解毒湯 12 週	脳血管障害後遺症	143	精神症候	軽度改善（77%） 対照群（58%）
荒木[8]（1991）	黄連解毒湯 12 週	脳血管障害後遺症	127	精神症候 自覚症状	軽度改善（71%） 軽度改善（71%）
牛久保ら[5]（1998）	黄連解毒湯 8 週	脳血管障害後遺症	57	自覚症状 意欲低下 情緒障害	軽度改善（42%） 軽度改善（54%） 軽度改善（75%）
松下ら[11]（1995）	釣藤散 12 週	脳血管障害 慢性脳循環不全 高血圧	22	自覚症状（頭痛，めまい，うつ状態）	軽度改善（91%） 対照群（18%）
伊藤（栄）ら[6]（1994）	真武湯 8 週	脳血管障害後遺症	21	自覚症状（頭重，めまい，疲労倦怠感）	軽度改善（40%）
福島ら[15]（1994）	当帰芍薬散 8 週	脳血管障害後遺症	19	自覚症状 精神症状 日常生活動作	軽度改善（62%） 軽度改善（59%） 軽度改善（56%）
伊藤（憲）ら[13]（1988）	八味地黄丸 8 週	脳血管障害 高血圧	103	自覚症状（四肢の冷え，下肢痛，しびれ）	軽度改善（70%） 対照群（51%）
Goto ら[12]（2002）	桂枝茯苓丸 12 週	無症候性脳梗塞	142	自覚症状 HDS-R，HDS	軽度改善（49%）
山口ら[16]（2003）	芍薬甘草湯 2 週	脳血管障害後遺症	7	疼痛，しびれ	改善（4 例） 服用困難（3 例）

HDS-R：改訂長谷川式簡易知能評価スケール，HDS：うつ状態スケール（self-rating depression scale）

に，五苓散の薬理効果の有効性をあげている．

慢性期脳血管障害の漢方治療（表 12, 13）

◤漢方治療の方剤選択にあたっては，おもなものとして証を考慮した**表 12** のような薬剤があげられている．

◤脳血管障害の慢性期に用いられる代表的方剤の治療結果について述べる（**表 13**）．

黄連解毒湯　第一選択薬

構成生薬：黄芩，黄連，山梔子，黄柏

- 本剤は，唐代より脳血管障害や高血圧の治療に多く使用されてきた．黄連解毒湯は，黄芩，黄連，山梔子，黄柏の4つの生薬からなる．治療効果の作用機序としては，黄柏，黄連には降圧作用が強く，黄連，山梔子，黄芩には抗凝固作用があり，山梔子には血小板凝集抑制作用があるとされている．さらに，黄連解毒湯には脳血流改善作用があることが報告されている．正常ラットを用いた実験により海馬領域の血流の増加[2]や，ラット脳梗塞モデルにおいて，本剤使用により梗塞周辺部の血流の改善，または梗塞部位の縮小が有意に認められた[3]と報告している．
- 臨床例においても，慢性期脳梗塞に対し本剤投与後，SPECTによる脳血流測定の結果，脳血流の改善を認めている[4,5]．
- 黄連解毒湯は，その適応症状として慢性期脳血管障害にともなう頭痛，めまい，肩こり，不眠などの自覚症状や，不穏，興奮などの精神症候などに用いられる．
- これまでに臨床例に用い，有用であったという報告は多いが，おもな報告として，伊藤ら[6]は慢性期脳梗塞患者（108例）において，黄連解毒湯投与群と対照群（非投与群）の無作為比較対照試験を行い，自覚症状全般，特にのぼせ，頭痛，四肢の冷感，異常感覚において，対照群（46.2%）に対し，投与群（67.8%）で有意に改善を認めたと述べている．
- 大友ら[7]は，脳梗塞，脳出血後遺症の143例に対して，封筒法により黄連解毒湯（76例）と対照群のホパテン酸カルシウム（67例）を12週間投与した結果，最終の全般改善度は黄連解毒湯群（77%）が，対照群（58.2%）よりも有意に優れていたと報告した．
- 荒木[8]は，多施設の精神症候をともなう脳血管障害後遺症患者127例に，黄連解毒湯を12週間以上投与した結果，精神症候の全般改善度71.3%，自覚症状の全般改善度70.9%，神経症候の全般改善度は24.7%で，有効であったとしている．

釣藤散　第一選択薬

構成生薬：釣藤鈎，陳皮，半夏，麦門冬，茯苓，人参，菊花，防風，甘草，石膏，生姜

- 釣藤散は，慢性期脳血管障害において，黄連解毒湯とともによく用いられている方剤で，釣藤散は，釣藤鈎，陳皮，半夏，麦門冬，茯苓，人参，菊花，防風，甘草，石膏，生姜の11種類の生薬から構成される．脳血管障害や高血圧，動脈硬化による随伴症状に有効で，中間証から虚証の慢性的な頭痛，のぼせ，耳鳴り，めまい，肩こり，不眠などに使用される．
- 作用機序としては，構成生薬の釣藤鈎に血管拡張，血圧降下作用，脳血流増加作用，フリーラジカル除去作用があり，その他の菊花にも血圧降下作用がある．茯苓，半夏，生姜，陳皮などには鎮静，抗血小板作用，この他，人参も加わって，釣藤散の薬効はこれらの成分の総合的作用と考えられている．
- 釣藤散は，脳卒中易発症高血圧自然発症ラットでの症状発現率を減少させ，生存期間を延長させたとし[9]，さらに，
- Gotoら[10]は，無症候性脳梗塞患者の眼球結膜で観察した微小循環に対する影響の検討で，4週間の釣藤散の投与によって，血管内径，血流速度，流量のいずれにおいても増加を認めたと報告している．
- 臨床例の検討では，松下ら[11]が脳血管障害後遺症，慢性脳循環不全，高血圧症の22例を対象として，釣藤散投与群と対照のジラゼプ塩酸塩投与群の2群に，12週間投与した結果，頭痛，頭重，肩こり，不安焦燥，めまいで，有意に釣藤散にすぐれた効果を示したと報告している．

その他の方剤

桂枝茯苓丸

構成生薬：桂皮，芍薬，桃仁，茯苓，牡丹皮

- 駆瘀血剤である桂枝茯苓丸は，微小循環改善効果があるといわれている．Gotoら[12]は，多施

設の無症候性脳梗塞142例を対象として，桂枝茯苓丸を12週間投与し，改訂長谷川式簡易知能評価スケール（HDS-R），Apathyスケール（やる気スケール），SDS（self-rating depression scale；うつ状態スケール），自覚症状，血圧を検討した．その結果HDS-R，Apathy scale，SDSは，いずれも投与後有意に改善しやや有用以上が60%，自覚症状の軽度以上の改善が49%であり，その有効性を指摘している．

八味地黄丸

構成生薬：地黄，山茱萸，山薬，沢瀉，茯苓，牡丹皮，桂皮，附子

◤伊藤（憲）ら[13]は，四肢の冷え，下肢痛，しびれなどの諸症状を有する脳血管障害，または高血圧患者103例を対象として，八味地黄丸群とプラセボ（被試薬10%を含有する）群にわけて8週間投与した．その結果，八味地黄丸群では，プラセボ群に比較して有意にすぐれており，やや有用以上の自覚症状の全般改善が70%であったと述べている．

真武湯

構成生薬：茯苓，芍薬，蒼朮，生姜，附子

◤伊藤（栄）ら[14]は，多施設の脳血管障害後遺症患者21例を対象として，真武湯を8週間投与し，自覚症状，精神症候，日常生活動作障害について検討した．その結果，全般改善度は，軽度改善以上が4週で38.1%，8週で40%で，症状別では疲労倦怠感，めまい，頭重，肩こりが比較的改善したという．

当帰芍薬散

構成生薬：芍薬，蒼朮，沢瀉，茯苓，川芎，当帰

◤当帰芍薬散は，当帰，川芎，芍薬，茯苓，朮，沢瀉の6種類の生薬からなり，一般に，痩せて腹力が弱く，下腹部に圧痛，下腹・下肢に冷えがある場合に用いられている．福島ら[15]は，多施設の脳血管障害後遺症19例を対象として，当帰芍薬散を8週間投与し，日常生活動作，神経症状，精神症状，自覚症状を評価した．その結果，自覚症状改善度62.4%，精神症状改善度58.8%，日常生活動作改善度56.3%，神経症状改善度20%であった．

→芍薬甘草湯

◤山口ら[16]は，脳血管障害後遺症における疼痛，しびれ感を主訴とする7例に芍薬甘草湯を1週間以上投与し，その有効性について検討した．7例中3例は服用困難であったが，1週間以上服用できた他の4例は，改善率が疼痛75%，しびれ100%で高率に改善し，有用であったという．

→麻黄附子細辛湯，当帰四逆加呉茱萸生姜湯

◤平田ら[17]は，脳血管障害後に疼痛や異常感覚のみられた7例について随証的に漢方治療を行った結果，冷えを伴う3例は，麻黄附子細辛湯，当帰四逆加呉茱萸生姜湯が奏効した．しかし，逆に温熱感をともなう症例は治療に難渋したことから，随証を考慮した漢方治療の重要性を示している．

文　献

1）木元博史：急性期脳梗塞に対する漢方薬併用14例の検討：Japan Standard Stroke Registry Study（JSSRS）との比較を中心として．J Trad Med **20**：68-73，2003
2）川島幸一郎，小暮久也：黄連解毒湯の脳血流増加作用．現代医療学 **5**：250-253，1989
3）Hwang YS, Shin CY, Huh Y, et al：Hwangryun-Hae-Dok-tang（Huanglian-Jie-Du-Tang）extract and its constituents reduce ischemia-reperfusion brain injury and neutrophil infiltration in rats. Life Sci **71**：2105-2117，2002
4）後藤壮一郎：123I-IMP（パーヒューザミン注）SPECTによるTJ-15（ツムラ黄連解毒湯）の脳血流の検討．Geriat Med **30**：1023-1044，1992
5）牛久保行男，桜井貴敏，横内哲也，他：脳血管障害に対する黄連解毒湯の効果と脳血流の定量的評価，新薬と臨床 **47**：176-183，1998
6）伊藤栄一，高橋　昭，葛谷文男：脳梗塞に対するツムラ黄連解毒湯の臨床効果．Geriat Med **29**：303-313，1991
7）大友栄一，東儀英夫，小暮久也，他：脳血管障害に対するツムラ黄連解毒湯の臨床的有用性，Ca hopantenateを対照とした封筒法によるwell controlled study．Geriat Med **29**：121-151，1991
8）荒木五郎：脳血管障害後遺症に対するツムラ黄連解毒湯の効果，特に脳循環改善（めまい，めまい感）に対する

考察．Geriat Med **29**：1587-1599，1991
9) Shimada Y, Yang Q, Yokoyama K, et al：Choto-san prevents occurrence of stroke and prolongs life span in stroke-prone spontaneously hypertensive rats. Am J Chin Med **31**：79-85, 2003
10) Goto H, Yang Q, Kita T, et al：Effects of Choto-san on microcirculation, serum nitric oxide and lipid peroxides in patients with asymptomatic cerebral infarction. Am J Chin Med **29**：83-89, 2001
11) 松下　哲，上田清悟，大内尉義，他：脳血管障害後遺症，慢性脳循環不全，高血圧の随伴症状に対する釣藤散（TJ-47）の有用性．Geriat Med **33**：1333-1341，1995
12) Goto H, Shimada Y, Mitsuma T, et al：Effect of Keishibukuryo-gan on asymptomatic cerebral infarction for short term. J Trad Med **19**：46-50, 2002
13) 伊藤憲一，山本浩志，西原利治，他：諸症状を随伴する高血圧症及び脳血管障害（急性期を除く）患者に対するカネボウ八味地黄丸の有用性の検討，多施設交叉式二重盲検法による調査．診断と治療 **76**：1096-1114，1988
14) 伊藤栄一，打田昌夫，榊原敏正，他：脳血管障害後遺症に対するツムラ真武湯の臨床効果．臨床と研究 **71**：562-568，1994
15) 福島武雄，朝長正道，田中　彰，他：脳血管障害後遺症に対するツムラ当帰芍薬散の臨床効果．臨床と研究 **71**：1065-1070，1994
16) 山口正明，増田周司，塚田久子，他：脳血管障害後遺症における疼痛，しびれ感に対する芍薬甘草湯の治療効果．痛みと漢方 **13**：103-107，2003
17) 平田道彦，上村聡子，野口亜紀子：中枢神経系血管障害後の疼痛と異常感覚に対する漢方治療の試み．痛みと漢方 **14**：44-48，2004

MEMO

漢方エキス製剤

●エキス製剤は，生薬の煎じ薬に乳糖などを加え，水分をとばして粗い顆粒状に加工したものである．ちょうどインスタントコーヒーのような剤形である．エキス製剤は，保存・管理が簡単で，メーカーごとに品質はほぼ一定である．煎じる手間がかからず携帯に便利であるが，欠点として揮発性・芳香性成分が減じる可能性がある．また，煎じ薬のように微妙な匙加減ができない問題点がある．

●エキス製剤の場合，一般に 1 日 1 剤につき 5～7.5 g を 2～3 回に分けて服用する．通常，空腹時か，食間の服用が吸収によいとされている．しかし，消化器障害の患者や高齢者では，食後の服用にしたり，薬用量を調節して過量にならぬよう注意も要する．

●内服は，お湯でといて飲むのが原則である．しかし，手間がかけられない場合や小児の場合，顆粒のまま湯水で服用するのも一つの方法である．

その4 脳血管性認知症

要点：

1. 近年，高齢者の脳血管障害患者が増加するにあたり，脳血管性認知症患者を診る機会も多くなっている．一般に，脳梗塞や脳出血などの脳血管障害後に発生する認知症を脳血管性認知症と呼び，通常，知能障害の進行は階段状に進行する．
2. 脳血管性認知症の治療については，アルツハイマー病と同様，良い方法はなく，その対応には困難を極めているのが現状である．脳血管性認知症の多くは，大脳のネットワークの機能障害に起因する自発性低下と抑うつ状態によって生じる廃用性痴呆と考えられている．
3. 最近，脳血管性認知症に対し漢方治療が試みられ，その有用性を示唆する報告が散見される．その漢方治療の代表的方剤として釣藤散，黄連解毒湯，当帰芍薬散がある．西洋薬によっても良い治療法がない現状から，今後もさらに，漢方治療が利用されていくものと思われる．

代表的漢方処方

1．釣藤散　2．黄連解毒湯
3．当帰芍薬散

◤脳血管性認知症の治療は，脳血管障害の治療およびその合併症の治療と，リハビリテーションが基本である．とくに，慢性期脳血管障害患者にとってリハビリテーションはもっとも重要であるが，抑うつ，自発性低下がその障害になるため，これらに対する治療が重要である．漢方治療は，これらへの有用性が考慮されている．

◤これまでに報告されている脳血管性認知症に用いられた代表的漢方方剤について述べる（**表14**）．

代表的な漢方治療（表14）

釣藤散

構成生薬： 釣藤鈎，陳皮，半夏，麦門冬，茯苓，人参，菊花，防風，甘草，石膏，生姜

◤寺澤ら[1)]は，脳血管性認知症139例に対する釣藤散の効果について，多施設での釣藤散の12週間投与とプラセボを対象とした改訂長谷川式簡易知能評価スケール（HDS-R）を含む自覚症状，精神症候の検索によりその有効性が検討された．その結果，自覚症状および精神症状の全般改善度は釣藤散投与群が，プラセボ群に比較し有意にすぐれ，とくに見当識などの精神症状，短期記憶，ADL，幻覚，自発性などに改善がみられた．

◤しかし，神経症状は全般改善度に有意差を認めなかったと報告した．HDS-Rの評価では，釣藤散投与12週後に高くなる傾向であったが，両群間に有意差はなかった．

◤山本ら[2)]も115例の脳血管性認知症に対し，釣藤散投与群とプロペントフィリン投与群で比較検討した結果，両群に有効であったが，差はな

表 14　脳血管性認知症の漢方治療のおもな報告

著　者（報告年）	漢方薬（投与期間）	対象疾患	症例数	症　候	治療効果
荒木[4]（1994）	黄連解毒湯（12 週）	脳血管性認知症	32	精神症候 日常生活動作	軽度改善（47%） 軽度改善（50%）
山本[5]（1994）	黄連解毒湯（8 週）	脳血管性認知症	25	感情知的機能 HDS-R（記憶）	軽度改善（32%）
稲永ら[6]（1996）	当帰芍薬散（12 週）	脳血管性認知症	40	運動感情機能 知的機能	軽度改善（63%）
寺澤ら[1]（1997）	釣藤散（12 週）	脳血管性認知症	139	自覚症状 精神症候 日常生活動作	全般改善（有意差あり）

表 15　脳血管性認知症の症例一覧（自験例）[3]

症例	年齢/性	脳血管障害	神経所見	HDS-R 点数（投薬後）
1	74/M	多発性脳梗塞	見当識障害 失認	8 → (19)
2	77/M	多発性脳梗塞	片麻痺，失行 見当識障害	14 → (15)
3	54/F	被殻出血	片麻痺 見当識障害	16 → (26)
4	60/F	くも膜下出血 前交通動脈瘤	意識障害 精神障害	1 → (8)
5	64/M	多発性脳梗塞	見当識障害 失認	19 → (16)
6	81/F	多発性脳梗塞	片麻痺 見当識障害	5 → (5)
7	75/M	脳梗塞	片麻痺 見当識障害	5 → (1)

HDS-R：改訂長谷川式簡易知能評価スケール

かったと述べている．

自験例[3]でも，脳血管障害後の脳血管性認知症7例に対し釣藤散を投与し，4例でHDS-Rの検索において改善がみられた．さらに，臨床的には短期記憶，見当識などで効果がみられた．その検討内容について記述する．

自験例の検討（表 16）：脳血管性認知症

❖対象は，脳血管障害後に明らかになった脳血管性認知症 7 例である．脳血管性認知症の診断基準は，DSM-Ⅳの基準（American Psychiatric Association 1995）に従った．脳血管障害発症後，約 1ヵ月前後の時期に認知症の診断をし，その時点から釣藤散 7.5 g（分 3）を 1～2ヵ月以上連続経口投与した．

❖対象とした 7 例の年齢は 54～81（平均 69）歳で，男女比は 4 対 3．原因となった脳血管障害は脳梗塞が 7 例中 5 例で多く，そのほかは脳出血，くも膜下出血の各 1 例である．神経所見は見当識障害，片麻痺，失認，失行などであった．HDS-R は，釣藤散の投与前，投与後1ヵ月，2ヵ月に検査を行った．釣藤散投薬前の HDS-R では，10 点以下が

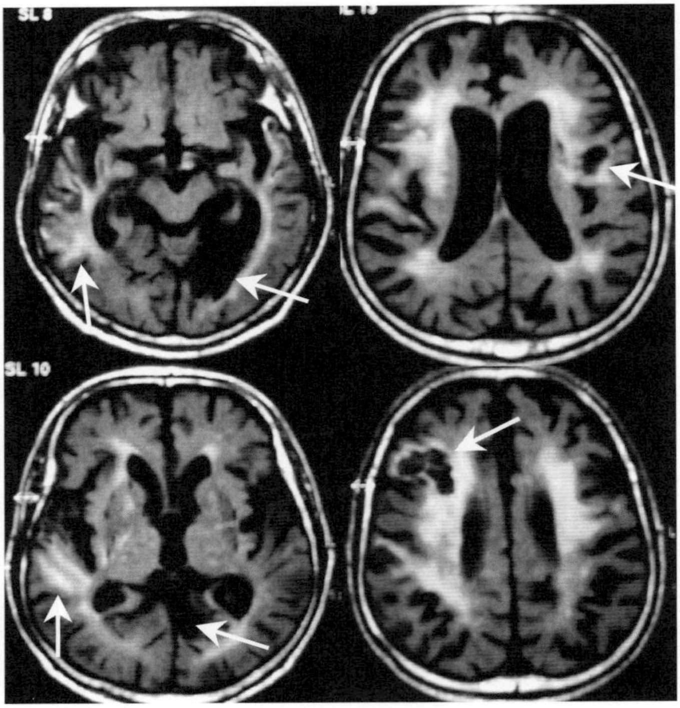

図2　70代，男性，
多発性脳梗塞後の脳血管性認知症
（矢印：脳梗塞を示す）

不整脈（＋）
心弁膜症手術後
↓
05/2中旬　脳梗塞発症
見当識障害，失認，記憶障害
↓
05/5下旬
HDS-R　8点
釣藤散
7.5 g/日開始
↓
05/6下旬
HDS-R　19点

4例，10以上20点未満が3例であった（**表15**）．

❖結果：釣藤散投与前後のHDS-Rによる変動は，投薬後7例中4例で，HDS-Rの点数が上昇し改善が見られた（**表15**）．これらの改善をみた4例の評価スケール内の改善内容をみると，短期記憶4例，見当識2例，簡単計算2例に改善をみた．その他の3例は，1例（症例6）が1ヵ月後に一時改善をみたが，2ヵ月後では投薬前と変わらず不変となった．他の2例（症例5，7）は悪化した．悪化した症例7は，脳血管障害の以前より老人性認知症の合併があり，これが増悪の原因と考えられた．

症　例　**70代，男性（図2）**

多発性脳梗塞後の脳血管性認知症である．新たな脳梗塞発症後の05年2月中旬よりトイレの場所がわからなくなる，昔いた人が現在いるなどと幻覚を訴え，さらに，自宅にいるのに自分の家に帰るなどと言い，見当識障害，記憶障害，幻覚などをともなって発症した．MR/CT画像では，左後頭葉，左基底核部の陳旧性脳梗塞に加え，新たに右側頭葉，前，頭頂葉に多発性の脳梗塞が加わった（**図2**矢印）．釣藤散投与開始時のHDS-Rは8点であったが，釣藤散を投与後約1ヵ月後には，当初みられた見当識障害，幻覚は消失し，HDS-Rでも短期記憶などの改善がみられ19点に上昇した．

黄連解毒湯

構成生薬：黄芩，黄連，山梔子，黄柏

◤荒木[4]の報告によれば，多施設の脳血管性痴呆症患者32例を対象として，黄連解毒湯7.5 g/日を12週間連続投与し，その有効性を判定した．その結果，12週後で精神症候，日常生活動作改善度において軽度以上の改善が46～50%に認めたとし，とくに，行動の異常，性格障害，易怒性，不機嫌，執着性などにおいて改善したと述べている．

◤山本[5]は，脳血管性認知症患者25例を対象と

して黄連解毒湯を投与した結果，全般改善率が32%で，対照群よりやや高かったと報告している．とくに，長谷川式知能評価で記憶が改善し，ADLでは会話が有意に改善，精神症状では徘徊，多動が改善したという．脳血管性認知症に対する漢方薬の治療効果と病変範囲，部位との関連では，主幹動脈狭窄による広範な皮質，白質の梗塞例に，より有効であり，穿通枝梗塞では無効であったとしている．山本は，漢方治療にあたっては証によって方剤選択し，実証には黄連解毒湯を，虚証には抑肝散加陳皮半夏と紅参の併用投与をすすめている．

当帰芍薬散

構成生薬：芍薬，蒼朮，沢瀉，茯苓，川芎，当帰

◤当帰芍薬散は，近年，慢性期脳血管障害の随伴症状やアルツハイマー型認知症を含む老年期認知症に，有効性を示唆する報告がある．稲永ら[6]によると，脳血管性認知症40例を含む，老年期痴呆患者80例を対象とした臨床試験において，当帰芍薬散を12週間投与することにより，運動機能，知的機能，感情機能，精神症状の全般改善度は中等度改善16.3%，軽度改善が62.5%で，その有用性を報告している．

文　献

1) Terasawa K, Shimada Y, Kita T, et al：Choto-san in the treatment of vascular dementia. A double-blind, placebo-controlled study. Phytomedicine **4**：15-22, 1997
2) 山本孝之：痴呆の漢方療法．和漢医薬誌 **8**：478-479, 1991
3) 宮上光祐，賀川幸英：脳血管障害後の認知症（痴呆）に対する釣籐散の効果．脳神経外科と漢方　講演録Ⅱ．2007
4) 荒木五郎：老年期痴呆に対する黄連解毒湯の効果．Therapeutic Research **15**：986-994，1994
5) 山本孝之：脳血管性痴呆の漢方療法．和漢医薬誌 **11**：374-375，1994
6) 稲永和豊，他：老年期認知障害の当帰芍薬散による治療効果．Prog Med **16**：293-300，1996

その5 脳腫瘍

要点：

1. 近年，各臨床科において難渋している悪性腫瘍（癌）の治療として漢方薬を用いた基礎的，臨床的研究がなされている．その結果，漢方薬の有用性を示す多くの報告があり，臨床上も用いられている症例が増えている．
2. 癌治療における漢方治療の意義としては，① 免疫賦活作用と抗腫瘍効果，② 化学療法や放射線療法によって生じる副作用の予防や軽減作用，③ 癌治療や末期癌における全身状態の改善や quality of life（QOL）の維持・向上の3つに分類される．
3. 一方，悪性脳腫瘍，とくに悪性グリオーマの治療に関しても，いまだに良い治療法がないのが現状である．そこで，悪性脳腫瘍に対しても漢方治療により，免疫能への改善効果や QOL の面での治療効果が得られれば，今後の長期維持療法の一助として期待できると思われる．
4. 本稿ではこれまでに報告のあった癌治療に対するおもな漢方治療と，まだ少数であるがこれまでに報告のあった脳腫瘍に対する漢方治療について述べる．

代表的漢方処方

1．十全大補湯　　2．補中益気湯
3．人参養栄湯

表16　癌治療における漢方治療の意義

① 免疫賦活作用と抗腫瘍効果
② 放射線・化学療法の副作用の軽減作用
③ QOL の維持・向上

表17　癌治療に用いられる代表的漢方補剤

● 十全大補湯
● 補中益気湯
● 人参養栄湯

癌治療における漢方治療（表16〜18）

- 癌治療における漢方治療の有用性について3つの治療効果に分けて述べる．

免疫賦活作用，抗腫瘍作用

- 漢方薬の補剤には，抗癌剤と異なり一般には直接的な抗腫瘍効果を期待することはできないが，低下した生体機能を回復させ，生体応答調整薬（BRM）類似の免疫調整作用があるといわれる．
- 代表的補剤として十全大補湯，補中益気湯，人参養栄湯などがあげられている．とくに，十全大補湯には癌免疫治療薬としての意義が明確にされており，小柴胡湯には，抗腫瘍効果として BRM 作用に加え，癌関連遺伝子への関与が指摘されている．

① 基礎的検討

- 十全大補湯は，マウスを用いた基礎研究でマクロファージ，細胞傷害性T細胞（CTL）や natural killer T（NK）細胞に対して賦活化作用を示すエビデンスが得られ，これにともなって腫瘍縮小効果，転移や発癌の抑制効果が示されている[1~4]．
- 補中益気湯，温清飲においても肝転移抑制効果が認められており，補中益気湯は NK 細胞の活性化を介して抗腫瘍効果を発揮すると考えられている[1]．
- 岩永ら[5]は，肺腺癌細胞または白血病細胞に補中益気湯，十全大補湯，人参養栄湯を添加し，

表 18　漢方補剤による癌治療効果の機序

免疫賦活作用，抗腫瘍作用
【1．基礎的検討】 ●マクロファアージ，細胞傷害性 T 細胞（CTL），NK 細胞の賦活作用[1～4,6] ●apoptosis の誘導と細胞周期回転の停止[7] ●細胞増殖抑制[5,6,7]
【2．臨床例の検討】 宿主免疫能への改善効果 ●suppressor T 細胞の低値化，cytotoxic T 細胞の高値化[8] ●NK 細胞活性値の正常化維持[9,12] ●細胞傷害性 T 細胞（CTL）活性の上昇[10] ●単球/T 細胞比の低値[12] ●IL-4 および Th1/Th2 比の改善[12]
放射線・化学療法の副作用軽減作用
●骨髄抑制の予防効果 骨髄幹細胞の増加（造血回復促進作用）[13] ●抗癌剤の副作用に対する治療 末梢神経障害，関節痛，筋肉痛 →　芍薬甘草湯，牛車腎気丸[18,19] 下痢　→　半夏瀉心湯，柴苓湯[20] 口内炎　→　柴朴湯，小柴胡湯

3～10 日間培養した実験により 3 種の補剤のいずれにおいても濃度依存的に細胞増殖を抑制し，抗腫瘍作用を示したと報告している．

◤原田ら[6]は，マウスの皮下実験腫瘍を用いて補中益気湯を経口投与した結果，腫瘍増殖抑制，マウスの cytostasis 活性を増強，局所リンパ節細胞の腫瘍特異的 CTL 誘導能が認められたという．

◤矢野ら[7]は，小柴胡湯の水可溶成分が濃度依存的にヒト肝細胞癌細胞株，胆管癌細胞株に対して増殖抑制効果を示し，その作用機序として apoptosis の誘導と細胞周期における G0/G1 期での arrest（細胞回転の停止）の 2 つをあげている．

② 臨床的検討

◤今野ら[8]は，胃癌切除例 33 例を対象として封筒法により UFT 単独投与群と UFT＋十全大補湯投与群の 2 群に分けて免疫能の改善効果について検討した結果，後者の十全大補湯併用群では，サプレッサー T 細胞の低値，cytotoxic T 細胞の高値を示すとともに，自覚症状の改善がみられ，有効性が認められたとしている．

◤安東[9]は，婦人科悪性腫瘍 31 例を対象として，十全大補湯を内服した期間が長いほど NK 細胞活性値が正常域に安定し，患者さんの愁訴が軽減したと報告している．

◤相良[10]も，一次治癒となった卵巣癌に 6ヵ月間十全大補湯の投与により，CTL 活性の上昇を認め，抗腫瘍免疫能の指標となる単球/T 細胞（M/T 比）が低値を維持し，再発予防効果を示した．

◤さらに，十全大補湯により肝癌肺転移の退縮が得られた症例の報告[11]や，Stage Ⅲ，Ⅳの癌患者に対し，補中益気湯の投与により宿主免疫能改善（IL-4，Th1/Th2 比の改善，NK 活性の上昇）がみられたと報告されている[12]．

放射線・化学療法の副作用軽減作用

◤大西ら[13]は，放射線障害後の造血回復時における十全大補湯（TJ-48）の造血系に対する効果をマウスを用いて検索した．コバルト照射直後より TJ-48 の 1 週間投与を行った結果，TJ-48 投与群で骨髄幹細胞の有意の増加を認め，造血回復促進作用のあることを示した．

◤千葉ら[14]は，子宮頸癌 27 例に対し放射線治療（50～74 Gy）と同時に，18 例に TJ-48，9 例に補中益気湯の投与を続けた結果，白血球減少は認めたが放射線治療中止例はなく，十全大補湯と補中益気湯は，放射線療法における白血球減少防止効果に有効であったとしている．

◤十全大補湯，補中益気湯，人参養栄湯などの漢方製剤は，癌化学療法による骨髄抑制の予防効果があり，G-CSF 製剤の投与量を減少することができるとした多数の報告がある[15～17]．しかし，骨髄抑制そのものに対する治療効果は乏しいといわれる．

◤さらに，抗癌剤パクリタキセルの神経毒性による副作用として末梢神経障害，関節痛，筋肉痛を認めるが，芍薬甘草湯，牛車腎気丸の投与が，副作用としての下肢痛，腰痛，しびれなどに有効とされている[18,19]．イリノテカン（CPT-11）のおもな副作用として骨髄抑制と下痢がある．

表 19　脳腫瘍に対する漢方治療の報告

著者 報告年	漢方治療薬	併用薬	対　象	治療効果	作用機序
沼ら[23] 2000	補中益帰湯	―	悪性脳腫瘍細胞	増殖能の阻害 necrosis 誘導	細胞回転阻止
中村ら[24] 1994	十全大補湯	ACNU	マウスグリオーマ 皮下移植腫瘍	腫瘍縮小増強	L3T4, Lyt-2 増加
高橋[25] 1995	人参養栄湯 or 十全大補湯	CDDP or ET	マウスグリオーマ 皮下移植腫瘍	腫瘍縮小	NK 活性低下の抑制 TNF 活性上昇
	人参養栄湯 十全大補湯	CDDP＋ET chemo 間歇期	ヒト悪性脳腫瘍 (11/7 例)	骨髄抑制の軽減 不定愁訴の改善	
根本ら[26] 1997	十全大補湯	rad. chemo	ヒト再発 悪性グリオーマ (1 症例)	1 年の追跡；腫瘍増大（－） 神経障害（－）	
松田[27] 2006	十全大補湯 加カワラタケ	rad.	転移性脳腫瘍 肺癌 (1 症例)	3 年 3ヵ月追跡；腫瘍増大（－） 頭痛，ふらつき消失	
宮上ら[28] 2003	十全大補湯	漢方単独 or INF-β	ヒト脳腫瘍 (29 例)	2ヵ月追跡；宿主免疫能改善 suppressor T cell 下降 TNF-α 産生能上昇	

CDDP；cisplatin, ET；etoposide, rad.；radiation, chemo；chemotherapy, INF-β；Interferon-β

下痢の対策としてイリノテカン投与前に半夏瀉心湯や柴苓湯の投与が有用であると推奨している[20]．メソトレキセート，エトポサイドなどによる副作用として口内炎があるが，柴朴湯，小柴胡湯による予防効果が報告されている．

QOL の維持・改善作用

◤近年，十全大補湯などの漢方補剤が癌領域の術後の QOL 改善に有用であるという報告が増えている．これは漢方補剤による免疫能の低下防止や貧血防止，食欲改善などの諸作用が関与している背景があげられる．

◤岡本ら[21]は，消化器癌術後の QOL 改善に関する実験的，臨床的検討を行っている．マウスの実験では，十全大補湯混合飼料を摂取させることによって，悪液質誘起作用のある TNF による体重減少を阻止し，NK 細胞活性の低下を軽減させるとした．臨床的には，消化器癌術後に十全大補湯の長期投与を 109 例に行った結果，術後の QOL についてのアンケート調査から，身体的状況について 90％以上に，精神的状況については 85％に満足している結果が得られ，QOL 面での改善を示した．

◤黒川[22]は，消化器癌術後の各種補助療法などにともない，QOL の低下，食欲不振を訴えることが多いが，十全大補湯の投与により約 80％で食欲の改善を認め，高齢者でも長期投与が可能で有用であった．これは生体防御機構を調整する作用を持っていることを示唆するものとしている．

脳腫瘍における漢方治療（表 19）

◤癌治療における漢方補剤の併用治療効果に関する研究報告は多いが，脳腫瘍においてはいまだ非常に少ない．脳腫瘍においても癌治療と同様，漢方補剤の作用として，① 免疫能の改善効果，抗腫瘍効果，② 放射線・化学療法による副作用の軽減効果が示されている．

① 基礎的検討

◤沼ら[23]は，*in vitro* 条件の下での脳腫瘍細胞株に対する補中益気湯の有用性について，フローサイトメトリーを用いて直接的抗腫瘍効果とその作用機序について検討している．悪性脳腫瘍細胞株の U251MG 細胞の培養下で，いずれの薬剤濃度でも補中益気湯の投与により，コントロール群に比較して細胞増殖能の阻害を認めた．フローサイトメトリーを用いた細胞周期の検討では，まず培養 24 時間後に G1/S 移行期でブロックが生ずることにより G1 accumulation が起こり，引き続き 48 時間後には S/G2M 移行期でブロックが生じ，S accumulation が起こって，その後細胞死に陥るものと考えられた．すなわち，悪性脳腫瘍細胞株に対する補中益気湯の抗腫瘍効果は，アポトーシスではなく，ネクローシスへの誘導であったとしている．

◤中村ら[24]は，C57BL/6 マウス皮下に継代可能なマウスグリオーマ（203G1）を用いて，十全大補湯と ACNU との併用効果について検討した．十全大補湯単独投与では，腫瘍増殖抑制効果を示さなかったが，各濃度の ACNU と併用することにより有意な腫瘍増殖抑制効果が認められた．ACNU 10 mg/kg，ACNU 20 mg/kg 単独投与群の，治療開始 3 週間後の治療群/対象群の腫瘍体積比は，それぞれ 99%，72% であったのに対し，十全大補湯＋ACNU 併用群では，それぞれ 66%，49% と腫瘍体積比の減少を示し，十全大補湯の併用により腫瘍縮小効果が認められた．さらに，治療開始 3 週目にマウス末梢血中の T 細胞サブセットの解析を行った結果，十全大補湯＋ACNU 併用群では，ACNU 単独群に比較し，L3T4，Lyt-2 のいずれも増加傾向を示した．

◤高橋[25]は，マウスにヒト悪性グリオーマ細胞を移植したモデルにおいて，① control，② cisplatinum（CDDP），または etoposide（ET）投与群，③ 人参養栄湯と CDDP または ET 併用群のそれぞれ 5 匹ずつ，計 15 匹について検討した．③ の人参養栄湯＋ET 併用群では，腫瘍の縮小とともに，白血球減少や骨髄の有核細胞の減少を有意に抑制し，NK 活性の低下も有意に抑制した．また，同じマウスグリオーマモデルを用い，腫瘍細胞移植 5 週目に屠殺した結果，十全大補湯単独投与群で腫瘍増殖抑制，生存期間の延長がみられ，TNF 活性の上昇がみられたとしている．

② 臨床的検討

◤一方，臨床例のヒト悪性脳腫瘍の検討では[25]，CDDP，ET の化学療法に先立って人参養栄湯の投与が続けられた 11 例では，著明な骨髄抑制により G-CSF が必要になった例はみられず，化学療法間歇期において十全大補湯単独投与を行っていた 7 例では，腫瘍縮小はなかったが，大多数の患者で全身倦怠感や頭重感などの不定愁訴が改善したという．

◤根本ら[26]は，約 2 年前に放射線・化学療法を受けた 62 歳男性の再発神経膠腫に対し，再手術を家族に拒否されたため，十全大補湯単独投与のみで治療した．その後約 1 年の経過では，腫瘍の増大はなく，意識のレベルの低下など神経障害の増悪を認めず，良い経過を示した 1 症例を報告している．

◤松田[27]も肺癌からの約 4 cm 大の小脳転移に対し，放射線治療を受けた後，受診．その後は十全大補湯加カワラタケの漢方の治療のみで経過を見たが，体調は良く，頭痛，ふらつきはほとんど消失し，言葉が少しもつれるのみで，漢方治療開始後約 3 年 3ヵ月を経過しているが，腫瘍の増大はなく，勤務を継続できる状態で，良好であった症例を報告している．

◤著者らは[28]，29 例の脳腫瘍に対し初期治療後，補助療法として INF-β＋十全大補湯併用群，または十全大補湯単独群の 2 群で治療した結果，十全大補湯は T 細胞サブセット，TNF-α 産生能の検討から宿主免疫能の改善効果が得られ，脳腫瘍の補助療法としての有用性を示唆する結果を得た．その詳細については章を改めて記述する（44 頁トピック参照）．

一方，悪性脳腫瘍に対する放射線・化学療法による副作用の軽減目的のためにも漢方補剤による治療がなされ，その有効性が指摘されている．

◤林[29]は，悪性脳腫瘍の頸髄転移に対し，放射線照射 23 Gy を行い，照射後より咽頭痛が出現し，さらに，その後の追加照射によって嚥下痛，嚥下障害を認めた．このため芍薬甘草湯を熱湯に溶かして投与し，著効した1例を報告している．また，悪性脳腫瘍に合併する脳圧亢進症に対し五苓散を用い，その有効性についても述べている[30]．辻[31]は，松果体腫瘍できわめて強い倦怠感や起床しにくい，食欲不振，微熱，のぼせといった症状を有する放射線療法後の後遺症に対し，柴胡桂枝湯，山梔子を投与し，改善効果が得られた症例を報告している．

三浦ら[32]は，手術，またはガンマーナイフ治療を拒否した左小脳橋角部の髄膜腫の症例で，三叉神経領域の慢性疼痛が持続的にみられ，鎮痛剤などの投薬がなされたが，無効であった症例に対し漢方治療を行った．本症例に対し桂枝加朮附湯，加味逍遥散の投与と，鍼灸の治療の併用により痛みがコントロールされ，QOL の面でも有用であったと述べている．

文　献

1) 済木育夫：十全大補湯の癌転移抑制効果とその機序．漢方医学 24：165-167，2000
2) Muraishi Y, Mitani N, Yamaura T, et al：Effect of interferon-α A/D in combination with the Japanese and Chinese traditional herbal medicine Juzen-taiho-to on lung metastasis of murine renal cell carcinoma. Anticancer Res 20：2931-2937, 2000
3) Sai K, Kato M, Takeda K, et al：T cell-immunity based inhibitory effects of orally administered herbal medicine Juzen-taiho-to on the growth of primarily developed melanocytic tumors in RET-transgenic mice. J Invest Dermatol 117：694-701, 2001
4) 中島　泉：癌免疫賦活と漢方薬．癌の臨床 48：191-197，2002
5) 岩永賢司，東田有智，野上寿二，他：4．腫瘍細胞のアポトーシス誘導に及ぼす漢方製剤の影響．漢方と免疫・アレルギー 11：71-78，1997
6) 原田　守，野本亀久夫：腫瘍免疫と補中益気湯．Prog Med 16：1501-1505，1996
7) 矢野博久，溝口充志，福田一典，他：apoptosis 誘導および G0/G1 期での細胞回転停止による小柴胡湯の癌細胞株に対する増殖抑制効果．Cancer Res 54：448-454，1994（和訳）
8) 今野弘之，丸尾祐司，馬場正三，他：胃癌術後補助化学療法における十全大補湯併用による免疫能改善効果．Biotherapy 11：193-199，1997
9) 安東規雄：婦人科領域の悪性腫瘍に対する十全大補湯の併用効果（第三報），特に NK 細胞活性値と好中球の関連について．産婦人科漢方研究のあゆみ 18：89-93，2001
10) 相良祐輔：十全大補湯の免疫賦活作用．JAMA（日本語版）19：14-15，1998
11) 半田桂子，川村直弘，山岸隆文，他：十全大補湯により肝癌の肺転移が肺転移退縮が得られた1例．漢方医学 29：16-20，2005
12) 恒川　洋：がん患者の宿主免疫機能改善に対する補中益気湯の使用経験，―Th1/Th2 バランスなどに及ぼす影響について―．Prog Med 25：1929-1931，2005
13) 大西陽子，安水良知，池原　進：放射線照射による副作用の軽減と予防効果．癌と化学療法 16：1494-1499，1989
14) 千葉　丈，横山　隆，瀬島　信，他：子宮癌の放射線療法における十全大補湯および補中益気湯の臨床効果について．産婦中四会誌 35：212-217，1987
15) 伏木　弘，結城浩良，家城匡博：抗癌剤の副作用軽減に対する補中益気湯の有用性について．産婦人科漢方研究のあゆみ 17：72-75，2000
16) 田中哲二，梅咲直彦，萩田幸雄，他：卵巣癌 TJ 療法に伴う好中球減少症と漢方補剤による予防機序．Oncology & Chemotherapy 16：192-197，2000
17) 藤原道久，河本義之：婦人科悪性腫瘍の化学療法による骨髄抑制に対する十全大補湯の効果．産婦人科漢方研究のあゆみ 15：86-89，1998
18) Yamamoto K, Hoshiai H, Noda K：Effects of Shakuyaku-Kanzo-to on muscle pain from combination chemotherapy with paclitaxel and carboplatin. Gynecol Oncol 81：333-334, 2001
19) 藤原久也，卜部　武，上田克憲，他：Paclitaxel，Carboplatin 併用化学療法における関節痛，筋肉痛に対する芍薬甘草湯の有用性．癌と化学療法 27：1061-1064，2000
20) 鎌滝哲也，横井　毅，永井栄一，他：塩酸イリノテカンの副作用に対する半夏瀉心湯の予防効果．Prog Med 16：173-177，1996
21) 岡本　尭，西連寺意勲，本橋久彦，他：消火器癌術後の QOL 改善に対する漢方補剤の使用経験．日消外会誌 8：971-975，1995
22) 黒川胤臣：十全大補湯と消化器癌の予後．Biotherapy 20：56-60，2006
23) 沼　義博，塚崎祐司，河本圭司：悪性脳腫瘍細胞株に対する補中益気湯の抗腫瘍作用―細胞周期に及ぼす影響について―．Biotherapy 15：49-53，2000
24) 中村　治，岡本幸一郎，金子雅俊，他：マウスグリオーマに対する十全大補湯と ACNU の併用効果の検討．Biotherapy 8：1003-1006，1994
25) 高橋　弘：悪性グリオーマ治療における漢方方剤の有用性．漢方と最新治療 4：133-137，1995
26) 根本　仁，山口克彦：十全大補湯が再発神経膠腫に有効と考えられた1例．漢方診療 16：22-24，1997
27) 松田邦夫：治験録（244），脳腫瘍に十全大補湯．活 48：5-6，2006
28) 宮上光祐，片山容一：十全大補湯による脳腫瘍患者免疫

能への改善効果．脳神経外科 31：401-409，2003
29）林　明宋：頸髄照射にともなう嚥下痛・嚥下障害に芍薬甘草湯が著効した1例．日本東洋医誌 57（別冊）：253，2006
30）林　明宗：頭蓋内悪性脳腫瘍にともなう脳圧亢進症状に対する五苓散の臨床効果．日本東洋医誌 58（別冊）：139，2007
31）辻　和之：放射線療法後の松果体腫瘍後遺症に悩む少年の一例．日本東洋医誌 57（別冊）：222，2006
32）三浦一恵，別部智司，雨宮義弘：三叉神経領域の慢性痛に対して漢方，鍼灸を応用した1症例．痛みと漢方 13：65-67，2003

MEMO

漢方薬の剤形と方剤の名前

剤形としては，①煎じ薬の湯液，②生薬を粉末にした散剤，③散剤をハチミツなどで丸剤にしたものに分類できる．

- 古くから剤形として湯液がもっとも広く使われている．患者の症状に合わして，また副作用が考えられる場合などを考慮して，方剤中の生薬の量の加減ができることがよく使われる理由になっている．さらに，高齢者や乳幼児でも飲みやすく，薬物の吸収がよいなどの利点もある．
- 丸剤は薬効が緩慢で，味やにおいがあまりなく，携帯に便利な剤形である．通常，ハチミツによりコーティングされているため，製油成分などの揮発を防ぎ，経時変化による薬物の変質が少なく，長期保存が可能である．
- 散剤は，加熱による精油成分の揮発を防ぎ，即効性を期待した剤形である．散剤は精油成分を含む生薬（桂枝，蘇葉，薄荷など）を多く含む方剤でみられる．
- 方剤の名前のつけ方は，主要生薬の名をつけたものに桂枝湯，麻黄湯，人参湯などがある．また，構成する生薬すべての頭文字をつけた方剤の名もある．すなわち，苓桂朮甘湯（茯苓，桂枝，百朮，甘草）や苓甘姜味辛夏仁湯（茯苓，甘草，乾姜，五味子，細辛，半夏，杏仁）などがある．方剤を構成している生薬の数を表す方剤に五苓散，八味地黄丸などがある．治打撲一方のように使う用途をあらわしているものもある．
- 方剤名の頭に大小のつくものがあり，大の字のつくものは，小の字のつくものよりも症状の激しい病態に用いられる．これらに小柴胡湯，大柴胡湯，小建中湯，大建中湯などがる．
- 方剤名の最後に「料」をつけている場合は，他の剤形のものを煎じる方法に変えたことを意味している．五苓散料などがある．

トピック

脳腫瘍治療における十全大補湯の有効性―自験例の検討―

要点：

1 本研究はヒト脳腫瘍，とくに glioma に対し手術などの初期治療後，補助療法として，Interferon-β（INF-β）と十全大補湯（TJ-48）の併用治療，または TJ-48 の単独治療を行い，その投与前後における細胞性免疫に関与する suppressor，helper，cytotoxic の各 T 細胞，natural killer（NK）活性，tumor necrosis factor alpha（TNF-α）産生能などの測定を行い，TJ-48 の宿主免疫能への改善効果について検討した[1]．

2 さらに，low grade astrocytoma に対し INF-β・TJ-48 による術後長期併用維持療法を行った結果について報告する[2]．

十全大補湯

構成生薬： 黄耆，桂皮，地黄，芍薬，川芎，蒼朮，当帰，人参，茯苓，甘草

十全大補湯による脳腫瘍患者免疫能への改善効果[1]

対象，方法

① 対象症例

◤何らかの免疫学的検索ができて，手術的に組織型の確認できた 37 例の成人ヒト脳腫瘍を対象とした．その内訳は，glioma が 29 例（glioblastoma 13 例，anaplastic astrocytoma 7 例，anaplastic oligodendroglioma 1 例，low grade astrocytoma 7 例，ependymoma 1 例）と，non-glial tumor が 8 例（metastatic brain tumor 3 例，meningioma（atypical or recurrent）3 例，malignant meningioma 1 例，olfactory neuroepithelioma 1 例）であった．

② 脳腫瘍の治療と TJ-48

◤glioma に関する初期治療は，良性の low grade astrocytoma 7 例に対して，腫瘍摘出術と術後 INF-β 300 万/1 回/日，5 回/週，4 週間行った．悪性 glioma 21 例に対しては，腫瘍摘出術後，放射線照射（50～60 Gy）に併用して化学療法，INF-β 300 万/1 回/日，5 回/週，4 週間を行った．化学療法は，CVF（carboplatin 300 mg/m^2，VP-16，20 mg×5，5-FU 10～15 mg/m^2×5），または PAV 療法（ACNU 80 mg/m^2×1，VCR 1.4 mg/m^2×2，procarbazine 60 mg/m^2×7）を各 2 クール行った．

◤non-glial tumor に対する初期治療は，基本的には手術的治療が主体で，悪性の non-glial tumor の場合は，放射線照射の併用を基本とし，術後より十全大補湯（TJ-48）の投与を行った．

◤退院後に初期治療後の補助療法として A 群（INF-β・TJ-48 併用群），または B 群（TJ-48 単独群）の 2 群で治療し検討した．悪性 glioma では，週に 1 回，良性 glioma では 2 週に 1 回 INF-β 300 万を投与し，TJ-48（7.5 g/日）を連日併用投与した．免疫能の検索のための末梢血の採血は，初期治療前（または TJ-48 投与前），投与後 1ヵ月，2ヵ月，またはそれ以降の各時期に採血し，血中の T 細胞サブセット，NK 活性，TNF-α 産生能の測定を行った．

③ T 細胞サブセット，NK 活性，TNF-α 産生能の測定法

◤T 細胞サブセットの検索は，細胞表面抗原の測定によって行われ，患者末梢血からリンパ球分画を密度勾配遠心により分離し，CD4，CD8 CD11 および CD45RA の各リンパ球細胞表面マーカーの抗体を用いて，2 重染色による two-color flow cytometry により行った．各細胞表面マーカーの判定により，CD4＋，45RA－

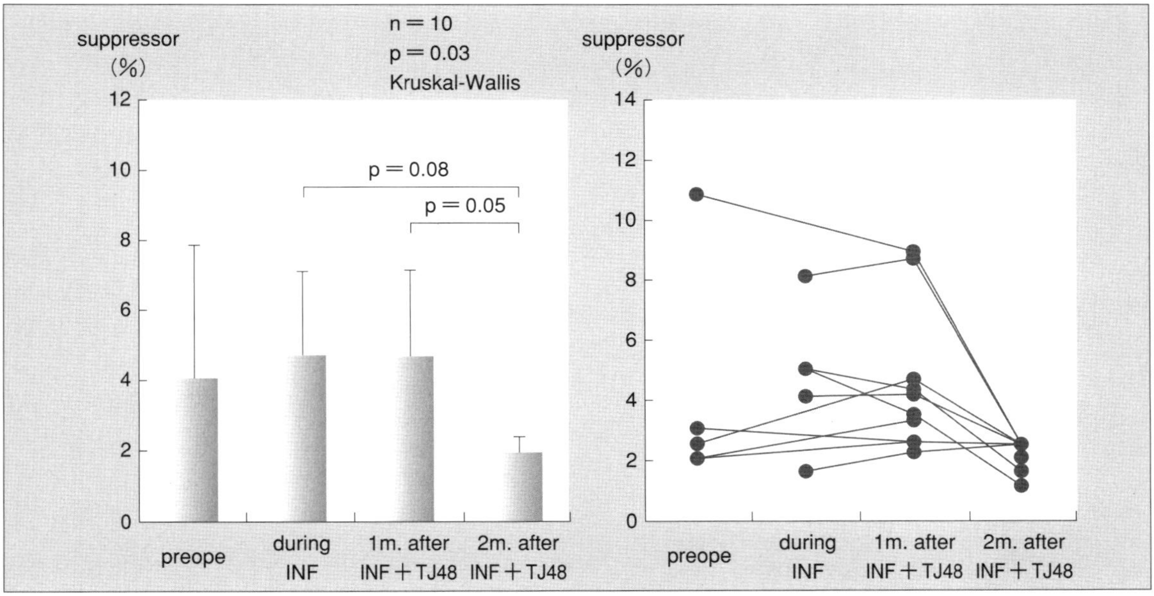

図 3　glioma に対する INF-β・TJ-48 併用治療（A 群）前後の suppressor T 細胞値（%）の変動

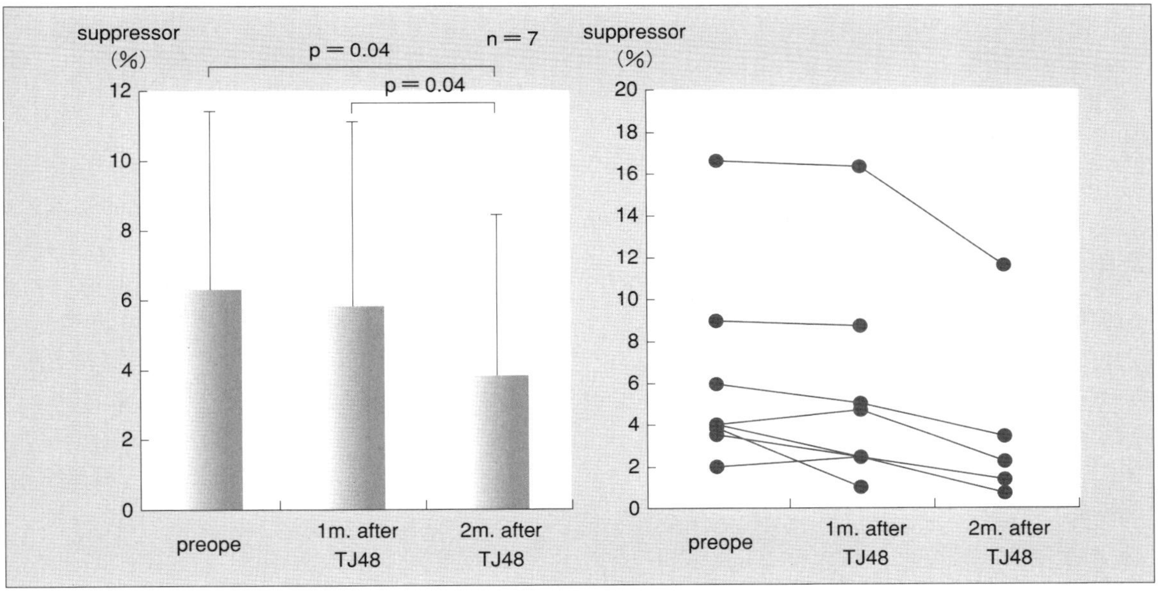

図 4　脳腫瘍に対する TJ-48 治療（B 群）前後の suppressor T 細胞値（%）の変動

から helper T cell を，CD8＋(強陽性)，11b＋から suppressor T cell を，CD8＋，11b－から cytotoxic T cell をそれぞれ判定し，測定値は％表示によった.

◤NK 活性の測定は，脳腫瘍患者末梢血リンパ球を遠心分離後，flow cytometry により算定し effector cell とした．一方，放射性 Cr でラベルした NK 活性感受性細胞である K562 細胞を target cell として用意し，effector cell/target cell を 20：1 になるように混合，反応させ，NK 活性によりリンパ球から漏出する放射能をガンマーカウンターで測定した.

◤tumor necrosis factor（TNF)-α 産生能の測定は，患者血液から遠心分離によって得た単球,

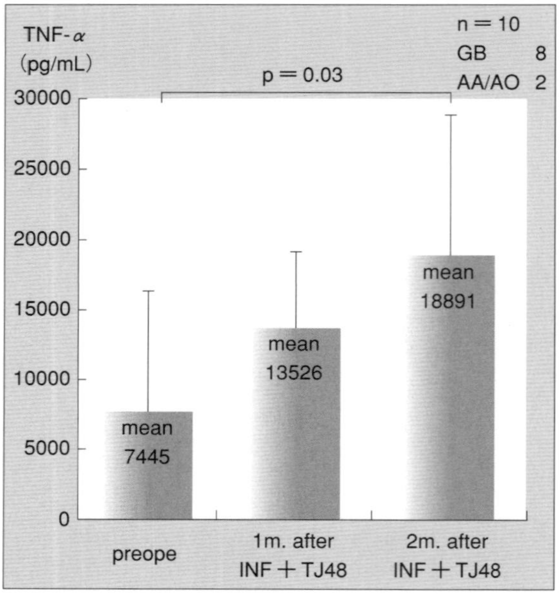

図5　悪性 glioma に対する INF-β・TJ-48 併用治療（A 群）後の TNF-α 産生能の変動

リンパ球を分離培養し，その培養上清中の TNF-α 濃度を ELISA 法によって，anti-TNF-α に対する TNF-α の濃度を測定した．

免疫能の測定結果（図 3〜5）

① T 細胞サブセット

◤suppressor T 細胞については，10 例の glioma の INF-β，TJ-48 併用群（A 群）の各平均±標準偏差値（%）は，補助療法前が 4.1±3.8，INF-β 単独投与中が 4.7±2.4 に比較して，INF-β に TJ-48 を併用後 2ヵ月以降では，2.0±0.5 と低下した．10 例のうち予後不良の glioblastoma の 1 例を除き，A 群治療後いずれの症例も著明に下降を示し低値となった（p＝0.08）（**図 3**）．

◤TJ-48 単独治療群（B 群）の脳腫瘍 7 例の検討では，補助療法前の suppressor T 細胞の各平均±標準偏差値（%）は 6.4±5.0 であったが，補助療法後 2ヵ月まで検索できた 5 例の 2ヵ月目の値は 3.9±4.5 で，いずれも 2ヵ月以降で有意差を持って下降を示した（p＝0.04）（**図 4**）．

◤helper T 細胞の検索は，18 例の脳腫瘍について測定した．A，B 群の補助療法後，helper T 細胞はやや増加する例が多かったが有意差はなかった．cytotoxic T 細胞は 17 例について検索し，A，B 両群の治療前後で明らかな変動を示さなかった．

② TNF-α 産生能（図 5）

◤TNF-α 産生能の各治療前平均値は，悪性 glioma では 6741.9 pg/m*l* に対し，良性 glioma では 13355.5 pg/m*l* で，悪性 glioma の TNF-α 産生能は良性の約 1/2 の値であった．A 群の補助療法前後の各平均±標準偏差値（pg/m*l*）では，悪性 glioma 8 例を対象としたが，補助療法前が 7444.6±8984（pg/m*l*）であったのに対し，治療後 1ヵ月では 13525.9±5665（pg/m*l*），治療後 2ヵ月では 18891.4±10014（pg/m*l*）で，治療後 TNF-α 産生能は上昇を示した．治療前後にわたって TNF-α 産生能の測定できた 7 例中 6 例では，治療前値に比し，治療後 1，2ヵ月後に 2 倍以上の高値となり，有意差を示した（p＝0.03）．

③ NK 活性（表 20）

◤治療前の各平均 NK 活性値は，悪性 glioma 19 例では 18.15%，良性 glioma 7 例では 34.33% で，悪性では良性に比べて約 1/2 の低値を示した．A 群の補助療法前が 24.4±16.9 に対し，治療後 1ヵ月では 27.5±7.4 でやや増加を示したが，2ヵ月では 16.0±5.8 で，むしろ前値と比較しやや低下した．B 群でも治療前が平均値 24.2 に対し，TJ-48 投与後 1，2ヵ月の平均値がそれぞれ 21.7，23.2 でほとんど変動を示さなかった．

Low grade astrocytoma に対する INF-β・漢方補剤の長期維持併用療法[2)]（表 20〜22）

対象・方法

◤対象とした low grade astrocytoma 7 例の組織型は，6 例が WHO grade Ⅱ，1 例は WHO grade Ⅰであった．年齢は 40 歳未満 3 例，40

表 20　悪性 glioma における INF-β・TJ-48 併用群（A 群）治療前後の NK 活性の変動

GB：glioblastoma
AA：anaplastic astrocytoma
AO：anaplastic oligodendroglioma
preop：preoperation
postop：postoperation
rad：radiation
1 m：1 month
2 m：2 months
INF＋TJ48：INF-β・TJ-48 併用治療

no.	histology	preop	postop	after rad.	1 m. after INF＋TJ48	2 m. after INF＋TJ48
1	GB	55.5	17.1	39.9	28.6	
2	GB	14.5	19.5	16.6		10.4
3	GB	9.1	6.9	7.0	14.6	20.2
4	GB	34.1	16.0	23.2	32.7	13.5
5	GB	15.7	5.6	8.5		7.1
6	GB	8.6	4.7		29.6	
7	GB					13.9
8	AA	31.7	35.5	13.9	34.1	17.7
9	AA	9.4		27.1	19.9	20.7
10	AO	41.0	6.5	16.1	33.1	24.7

歳以上 4 例で，男性 5 例，女性 2 例であった．発病時の症状は，大部分の 6 例がけいれん発作で発症し，他の 1 例は見当識障害，頭痛であった．けいれん発作の 5 例は来院 1ヵ月以内のけいれんであり，他の 1 例は 9ヵ月間けいれん発作があって来院し，精査の結果診断された．術前の Karnovsky performance status（KPS）は，100％が 6 例，90％が 1 例であった．腫瘍部位は前頭葉 4 例，側頭葉 2 例，側頭葉＋基底核 1 例であった．MR 画像上，広範囲進展例が 4 例，限局進展例 3 例で，造影増強所見は全例認めなかった．

治療は，神経脱落障害が起こらない程度で広範囲腫瘍摘出術を行い，手術後 INF-β 300 万/1 回/日，5 回/週，4 週間投与した．退院後，外来通院による維持療法は，INF-β 300 万/1 回を 2 週間に 1 回点滴静注と漢方補剤として 6 例は，十全大補湯（TJ-48）7.5 g/日を経口投与とした．INF-β の 2 週間に 1 回の外来通院による点滴静注を 5 年以上続けることを目標とした．1 例（**表 21** の case 5）は，漢方補剤として十全大補湯投与によって食欲不振，胃がもたれるなどの症状があったため，補中益気湯（TJ-41）7.5 g/日に変更した．全例で INF-β の治療終了後も，漢方補剤の治療は続けた．

7 例のうち 5 例（case 1～5）の low grade astrocytoma について，INF-β・TJ-48/TJ-41 による治療前後の T 細胞サブセットを検索した．T 細胞サブセットは，helper T 細胞（％）（CD4＋，CD45RA－），suppressor T 細胞（％）（CD11b＋，CD8⧺），cytotoxic T 細胞（％）（CD11－，CD8＋）を測定した．

結　果

① 治療予後（表 21）

7 例の腫瘍摘出度は，肉眼的全摘出術が 1 例，部分摘出術が 6 例であった．部分摘出度は 30～90％の摘出であった．手術後の KPS は術前と変わらず，神経脱落障害を認めなかった．入院中の術後 INF-β の 4 週間の点滴静注は全例に施行し退院した．入院中を含めた退院後の外来通院による INF-β の点滴治療および漢方併用の維持療法期間は，5～10 年が 5 例，3～4 年が 2 例，7 例全例の平均維持療法期間は 6 年であった．

7 例の予後は，**表 21** に示すごとく，7 例全例が 5 年以上生存しており，7 例中 6 例は術後 62～130ヵ月を経過し現在生存中である．他の 1 例（case 6）は，術後 88ヵ月で死亡した．外来通院による INF-β・TJ-48/TJ-41 の併用維持療法を 5 年以上継続治療できた 5 例（case 1～5）では，いずれも腫瘍再発を認めず，KPS 90～100％の状態で通常の就業，または社会生活に復帰し，5～10 年以上生存している．

一方，case 6，7 では，併用維持療法は 5 年未満の 47ヵ月，52ヵ月で患者の都合で途中終了となった．とくに，case 6 は，外来通院が不規則で INF-β の治療は，術後 10ヵ月以降，2～4 週に 1 回と不規則になっていたが，術後 77ヵ月（INF-β 中止後 30ヵ月）で大脳基底核部に腫瘍再発を認めた．再発後の治療は，biopsy

表 21　INF-β・TJ-48 による長期維持併用療法（A 群）を行った low grade astrocytoma の症例一覧

case	age	sex	histology (WHO gr.)	location	symptom	surgery	MTT	PFS (months)	survival
1	52	M	astrocytoma grade 2	T, B	seizure	partial	129	—	130 alive
2	43	M	astrocytoma grade 2	T	seizure	partial	60	—	108 alive
3	42	M	astrocytoma grade 2	F	seizure	partial	88	—	108 alive
4	70	F	astrocytoma grade 2	F	disorientation	partial	65	—	88 alive
5	32	M	astrocytoma grade 2	F	seizure	partial	60	—	62 alive
6	28	M	astrocytoma grade 1	F	seizure	total	47	77	88 dead
7	27	F	astrocytoma grade 2	T	seizure	partial	52	58	72 alive

MTT：maintenance therapy time，PFS：progression free survival，
T：temporal，B：basal ganglia，F：frontal

の結果 glioblastoma の診断を確認し，放射線化学療法（PAV 療法）を行ったが，overall survival は 88ヵ月で死亡した．case 7 では，併用維持療法の INF-β 中止後 6ヵ月で，原発巣周辺に腫瘍再発を認めた．再発後再手術を行った結果，glioblastoma への悪性転化を認め，glioblastoma に準じた放射線化学療法（PAV 療法）を続け，現在再発後 14ヵ月（overall survival 72ヵ月）で生存している．

② T 細胞サブセットの測定結果（表 22）

◤5 例の CD11b＋，CD8＋（suppressor T cell%）の各平均値±標準偏差は，治療前 4.34±2.40，治療 1ヵ月後 4.9±2.30，治療 2ヵ月，またはそれ以降で 1.93±0.62 であった．このように治療後 2ヵ月またはそれ以降に測定できた 4 例の suppressor T cell%では，全例で低下した．Kruskal-Wallis test による 3 群間の有意差検定では，治療前と治療 2ヵ月，またはそれ以降群間で，有意差をもって低下を認めた（p＝0.0398）．

◤CD11b－，CD8＋（cytotoxic T cell%）の測定した各平均値±標準偏差値は，治療後全例で上昇を示したが，有意差は認められなかった．helper T cell（%）も治療後上昇傾向であったが，有意差はなかった．

考察とまとめ

◤十全大補湯（TJ-48）は，10 種類の混合生薬で構成されており，効能としては，病後の体力低下，疲労倦怠，食欲不振，顔色不良など疲労衰弱している場合に適応とされている．

◤漢方補剤の TJ-48 については，① 免疫賦活作用，② 骨髄機能低下抑制作用，③ 体重低下抑制，抗癌剤作用増強，抗腫瘍効果，④ 末梢血管拡張作用などの報告がなされている．

◤根本ら[3]は再発グリオーマに対し TJ-48 単独療法のみで腫瘍の増大を抑制し，神経学的増悪を抑制した症例を報告している．今野ら[4]は，胃癌術後補助化学療法における TJ-48 併用の免疫改善効果について，抗癌剤（UFT）単独投与群に比較し，UFT に TJ-48 併用群で suppressor T 細胞が有意に低値を示し，cytotoxic T 細胞も投与 1ヵ月後で高値となり，自覚症状の改善もみられ，TJ-48 が有用であることを指摘している．

◤本研究は，脳腫瘍に対し TJ-48 の単独投与，または INF-β に TJ-48 併用投与による T 細胞

表 22　INF-β・TJ-48 による長期維持併用療法（A 群）を行った low grade astrocytoma の患者末梢血中の helper，suppressor，cytotoxic T 細胞値（%）の変動

case (astrocytoma)	before treatment	1 month after treatment	≧2 months after treatment
CD4＋, CD45RA－ (helper T cell%)			
1	26.2	37.7	44.7
2	41.1	38.7	39.3
3	15.1	22.8	19.1
4	27.9	27.9	28.1
5	13.6	15.5	
CD11b＋, CD8 ＃ (suppressor T cell%)			
1	5.0	3.5	1.0
2	4.0	4.2	2.3
3	2.5	4.6	2.3
4	8.1	8.9	2.1
5	2.1	3.3	
CD11b－, CD8＋ (cytotoxic T cell%)			
1	8.1	7.5	8.5
2	16.8	15.5	18.9
3	24.1	24.4	29.3
4	11.8	15.9	19.2
5	35.0	28.6	

サブセットの検討から，宿主免疫能が改善されたことを two color flow cytometry 法により初めて示された．すなわち，suppressor T 細胞は，TJ-48 投与後 2ヵ月以降で有意差をもって下降を示し，cytotoxic T 細胞も上昇傾向であった．一方，TNF-α 産生能は，悪性 glioma 例の治療前値は，良性の約 1/2 の低値で，悪性度が高くなるにしたがって低値傾向を示した．A 群の INF-β，TJ-48 投与後 2ヵ月以降では，TNF-α 産生能はいずれも治療前値に比較し有意差をもって高値となり，TNF-α 産生能の面からも A 群の治療により免疫能の改善を認めた．

◤自験例での治療予後に関する検討では，low grade astrocytoma 7 例に対し，INF-β・漢方補剤による維持療法を 3 年 9ヵ月～10 年 9ヵ月の長期にわたって治療を行い，retrospective に追跡調査した．5 年以上継続治療ができた 5 例では，いずれも腫瘍再発を認めず，KPS 90～100%の状態で通常の就業，または社会生活をしており，5～10 年以上生存している．

◤他の 5 年未満の維持療法で終わった 2 例は，手術後 77ヵ月と 58ヵ月で腫瘍再発し，いずれも glioblastoma に悪性転化し，そのうちの 1 例は全経過 88ヵ月で死亡した．これらのことからできるだけ長期，できれば 5 年以上の十全大補湯を併用した維持療法が予後を良好にしている一因になるのではないかと思われる．

◤glioma は quality of life を考慮した長期維持療法が重要であり，本研究により漢方補剤の併用，または漢方単独治療により免疫能の改善効果が得られたことから，今後は漢方補剤の併用が長期維持療法の一助となるものと信じている．

文　献

1）宮上光祐，片山容一：十全大補湯による脳腫瘍患者免疫能への改善効果．脳神経外科 **31**：401-409，2003
2）宮上光祐，片山容一：Low grade astrocytoma に対する INF-β・漢方補剤の長期維持併用療法．Biotherapy **20**：323-328，2006
3）根本　仁，山口克彦：十全大補湯が再発神経膠腫に有効と考えられた 1 例．漢方診療 **16**：22-24，1997
4）今野弘之，丸尾祐司，馬場正三，他：胃癌術後補助化学療法における十全大補湯併用による免疫能改善効果．Biotherapy **11**：193-199，1997

その6 脳神経疾患に合併したMRSA感染症

要点：

1. 脳神経疾患では脳血管障害，頭部外傷，脳腫瘍などによる意識障害患者を治療する機会が多い．これらの疾患では高齢者で，長期臥床する例が多いことから，しばしば栄養状態の不良や免疫能の低下に陥っており，意識障害が長引くと容易に感染症を合併してくる．
2. 臨床治療する上でとくに，各種抗生剤に感受性が低く，治療困難なMRSA（methicillin-resistant *Staphylococcus aureus*）による感染症が大きな問題になっている．
3. 近年，代表的漢方補剤である十全大補湯や補中益気湯に患者の生体防御機構，とくに免疫能の改善に効果のあることが認められている．このことから最近，これら漢方補剤を用いたMRSA感染症[1〜5]，またはMRSA保菌者の治療[6,7]や感染症の防御効果を目的とした治療[3,8〜10]が行われ，その有効性が報告されている．
4. 脳神経疾患の感染症，とくにMRSA感染症に対する漢方補剤による治療について，これまでの基礎的，臨床的検討についてのおもな報告を中心に，少数例であるが自験例についても述べる．

代表的漢方処方	
1．十全大補湯	2．補中益気湯

MRSA感染に対する漢方治療の有効性に関する基礎的検討

◤早川ら[11]は，培養下での *in vitro* 実験で，漢方薬単独でもMRSA増殖抑制効果のあることを示し，さらにマウスを用いた動物実験により十全大補湯，小柴胡湯を10日間投与したときの肝臓のリンパ球が有意に増加し，胸腺外T細胞の増加も認めたとした．

◤炭山[12]は，腸管内MRSA保菌ラットを用いた実験で補中益気湯単独治療では未治療のコントロール群に比し，便中のMRSAは有意に減少したとし，補中益気湯とバンコマイシン（VCM）の併用投与では，さらに相乗効果がみられ，通常の半分量のVCMで便中のMRSAは明らかに減少したと報告した．

◤松井ら[13]，清水ら[14]は，マウスにがん化学療法剤のマイトマイシンC（MMC）を投与し，骨髄抑制状態を誘導して免疫力低下モデルを作成し，これにMRSAを接種し実験に用いた．MMC＋補中益気湯または十全大補湯の併用投与群は，MMC単独群に比較して肝臓および血液中のMRSA生存菌数は有意に低く，MRSA感染後の生存率も延長傾向を示した．

◤草地ら[15]は，MRSA感染した27匹のマウスを用いた実験で，リファンピシン＋レボフロキシンの併用投与でMRSAが減少したが，さらに補中益気湯の併用投与によってMRSAの生菌数をさらに減少することができたと述べた．

臨床例MRSA感染症の漢方補剤による治療（表23）

◤MRSA感染症に対する漢方治療薬は，代表的補剤の十全大補湯や補中益気湯がおもなものであるが，その他，気管支炎や気管支喘息などに用いられる小青竜湯，麦門冬湯や六君子湯もMRSA感染に対する有効性が報告されている．

◤臨床例のMRSA感染症に対する漢方治療の最初の報告は1992年池田ら[1]によるもので，彼

表 23　脳神経外科領域の MRSA 感染症に対する漢方補剤の治療報告

報告者	発表年	漢方薬	併用薬	原疾患	感染症	症例数	菌陰性化
池田ら[1]	1992	補中益気湯	VCM	胃癌	MRSA 腸炎	1	陰性
王ら[2]	1994	十全大補湯	—	脳梗塞	MRSA 肺炎	1	陰性
刈部ら[6]	1997	十全大補湯/ 補中益気湯	—	脳外科 疾患	MRSA 保菌	対照群 52 投与群 44	29% 66%
桃崎ら[4]	1997	補中益気湯	—	脳出血	MRSA 感染	3	2：陰性 1：菌減少
桜井ら[7]	1998	十全大補湯	CTM/VCM	脳出血	MRSA 感染	2	陰性
草磯ら[5]	2002	補中益気湯	—	脳外科 疾患	MRSA 肺炎	30	9：陰性 21：陽性
北原[3]	2003	十全大補湯 補中益気湯	—	脳外科 疾患	MRSA 保菌	110	94.5%

らは各種抗生剤単独で治療困難であった MRSA 腹膜炎と腸炎に対し，バンコマイシンと補中益気湯による併用治療した結果，治癒した症例を報告した．

◤北原[3]は，漢方薬単独（1992 年に十全大補湯，1993 年に補中益気湯を使用）によって MRSA 感染の陰性化ができた 2 症例を報告し，その後意識障害例に合併した MRSA 感染に対する補剤（十全大補湯，補中益気湯）の投与結果をまとめて報告している．中枢神経疾患による意識障害患者で喀痰から MRSA が検出された 110 例を対象とし，62 例に十全大補湯を，48 例に補中益気湯を用いて治療した結果，104 例（94.5%）で MRSA が陰性化したとしている．

◤刈部ら[6]は，明らかな感染徴候をともなわない MRSA 陽性患者を MRSA 保菌者として検討した．無治療の対照群 52 例では MRSA 陰性化率が 29%であったのに対し，十全大補湯または補中益気湯の補剤投与群 44 例では MRSA 陰性化率が 66%と有意に高かったとし，また陰性化までに要した平均日数は 47 日であったとし，その有用性を報告した．

◤王ら[2]は，脳梗塞後の MRSA 感染症に対し 2ヵ月間の十全大補湯単独治療により MRSA が陰性化した 1 例を報告し，桜井ら[7]は，脳出血に合併した MRSA 保菌者に対し十全大補湯を用いて治療し，MRSA が陰性化した 2 例を報告した．桃崎ら[4]も 3 例の脳出血でねたきりとなり，MRSA 呼吸器感染症を合併した症例に対し，補中益気湯単独治療を行った結果，MRSA は陰性化，または著明な菌数の減少を認めた．

◤草磯ら[5]は，MRSA 肺炎患者 30 例に対し補中益気湯を投与し，12 週以内に MRSA が陰性化した群とならなかった群で比較し，両群間で諸因子を検討した結果，投薬前の CRP 値が有意差を示し，CRP 高値で炎症所見の高度な MRSA 肺炎では，補中益気湯の効果はあまり期待できないと結論した．

漢方補剤の MRSA 感染の予防効果

◤北原[3]は，2 週間以上の意識障害があり，4 週以上入院した症例を対象とし，補剤（十全大補湯または補中益気湯）投与による MRSA 感染防御能について検討した．早期に補剤を投与した 261 例では 8.4%のみに MRSA 陽性であったのに対し，非投与群の 251 例では 32.3%と高率に MRSA 陽性であったことから，MRSA 感染防御能として補剤が有用であることを指摘した．

◤関ら[8]は，救急医療科・脳神経外科に入院した例を対象として，補中益気湯の MRSA 感染予防効果について検討した．第 3 病日より補中益気湯を投与した 18 例中 8 例で MRSA 陽性になったのに対し，非投与群の14例では9例がMRSA陽性で，補中益気湯投与例でややMRSA陽性が少なかったとしたが，有意差は認められなかった．

◤植田ら[9]は，外傷患者を対象として入院当初より補中益気湯を投与した8例中1例がMRSA陽性であったが，非投与群の12例では4例が陽性となった．両群間に有意差は認めなかったが補中益気湯は，MRSA感染に対し抑制傾向があるとした．

◤三鴨ら[10]は，医療経済的見地から感染症治療における漢方治療の有用性について検討した．急性細菌性呼吸器感染症116例を対象とし，抗菌薬単独療法群と抗菌薬と漢方薬併用治療群との間で有意差を認めなかったが，治療後の呼吸器感染症の再燃率は漢方薬併用群で低値であり，医療経済的にも漢方薬併用により総医療費が抑制される傾向であったと報告している．

感染症における補剤の有効性の作用機序

◤感染症に対する補剤の有効性の作用機序については，十分解明されていない．一般に脳神経外科で対象とする中枢神経疾患では，高齢者で，意識障害患者が多いことから免疫能の低下や，経口摂取困難による栄養状態不良例が多い．十全大補湯や補中益気湯の補剤には，免疫能の改善効果のあることが認められている．

◤補剤の薬理作用としてサイトカイン，マクロファージの活性化，抗体産生細胞数の増加，NK細胞活性の改善，リンパ球の増加などが指摘されている．著者ら[16]も脳腫瘍に対する補助療法として十全大補湯を投与し，suppressor T細胞の抑制，TNF-α産生能の促進効果がみられ，宿主免疫能の改善効果のあることを報告した．

◤補剤によるMRSA感染の予防あるいは治療効果は，免疫能の改善や栄養状態の改善などによる生体防御能が関与しているものと考えられている．炭山[12]は，抗癌剤投与により免疫抑制状態にあるラットのMRSA保菌モデルを用い，補中益気湯投与によりMRSA生菌数が減少したことを確認している．

自験例の検討と考察：MRSA感染症

❖著者もMRSA感染症に対し抗生剤と十全大補湯の併用治療，または抗生剤治療後に十全大補湯の投与を行いMRSAの陰性化を認めた7例を経験した．対象とした7例の原疾患は，いずれも脳神経外科疾患で，脳出血2例，脳梗塞2例，破裂脳動脈瘤からのくも膜下出血・急性硬膜下出血・髄膜炎の各1例であった．自験例のMRSA感染症では，漢方補剤を投与する前に各種抗生剤の単独治療ではMRSAの陰性化が困難な例が多かったが，抗生剤と十全大補湯との併用または抗生剤投与後に漢方薬の治療によりMRSAの陰性化した例を経験した．さらに，MRSA陰性化後，十全大補湯単独投与によるその後の追跡検索ではMRSA感染の再燃を示す所見はみられず，有用と思われた．
自験例7例の十全大補湯投与開始後からMRSA陰性化までに要した期間は，10日から5週間であった．代表的一症例を提示する．

症　例　80代，女性（図6）：くも膜下出血，脳出血にMRSA肺炎を合併

意識障害（JCS；30-100）で入院し保存的治療を行ったが，意識障害および経口摂取が困難な状態が続いた．入院2週後頃より喀痰が多く，発熱あり，CRPは12.1で，喀痰中からのMRSAは3＋の強陽性を認めた．治療は，抗生剤のIPM/CSに続きCAZを投与し，2週後に喀痰中のMRSAは2＋にやや菌数の減少を示したが陰性化にならなかった．入院約4週後より十全大補湯7.5 g/日を単独投与し，

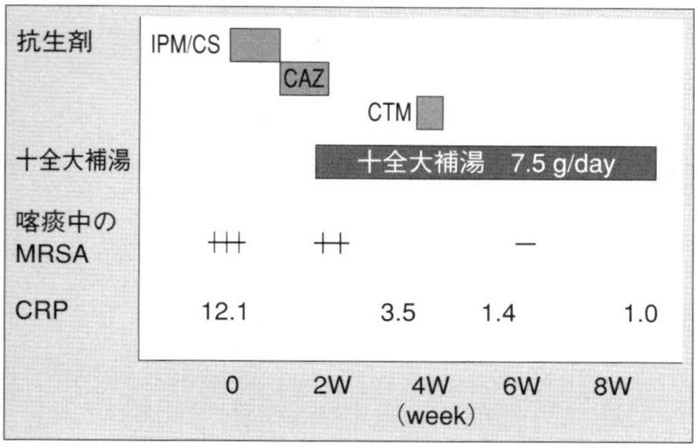

図 6　80 代，女性．くも膜下出血＋脳出血に合併した MRSA 肺炎

途中 3 日間の CTM の併用はあったが，約 4 週後より MRSA は陰性化し，CRP も 1.4，その後 1.0 に低下し MRSA 肺炎は治癒した．その後の再燃は認められず，十全大補湯による治療が有用であったと考えられた（**図 6**）．

◤急性期感染症に対する漢方治療では，三鴨ら[10)]，草薙ら[5)]も指摘しているごとく，抗菌薬単独療法と抗菌薬と漢方の併用治療との比較ではおおむね有意差はないとしている．

◤しかし，急性感染症の治癒後の再燃率の低下は，漢方の単独治療によって有効であったとされる[10)]．さらに，急性炎症徴候が消失し，CRP も低値となった MRSA 保菌者に対しては，漢方補剤単独の投薬によって菌の陰性化の効果があり[3,6)]，入院時より漢方補剤投与による感染防御能もあることから，今後さらに利用されていくものと考えられる．

文　献

1）池田正仁，石川浩一，中村　彰，他：胃癌術後の MRSA 感染症に対する補中益気湯の使用経験．漢方診療 **11**：23-26，1992

2）王　立夫，吉田誠一，森井　研：十全大補湯により MRSA 感染から脱却し得た 1 例．漢方診療 **13**：22-23，1994

3）北原正和：MRSA と補剤—臨床の立場から．臨床検査 **17**：373-377，2003

4）桃崎宣明，田淵和雄：脳神経外科領域の MRSA 感染症に対する漢方薬の有効性に関して．漢方診療 **16**：11-14，1997

5）草薙博昭，高橋　弘，寺本　明：脳神経外科領域における MRSA 肺炎に対する補中益気湯の効果．漢方と最新治療 **11**：291-293，2002

6）刈部　博，隈部俊宏，石橋安彦，他：脳神経外科領域における MRSA 保菌者に対する補剤の効果．脳神経外科 **25**：893-897，1997

7）桜井貴敏，上田守三，牛久保行男，他：MRSA 保菌者に対する十全大補湯の使用経験．漢方医学 **22**：118-120，1998

8）関　知子，松本富夫，出口弘直，他：補中益気湯の MRSA 定着・感染予防効果の検討．漢方医学 **23**：196-197，1999

9）植田俊夫，山下和範，中森　靖，他：補中益気湯（TJ-41）の MRSA 補菌抑制効果の検討：第一報．Prog Med **19**：1000-1003，1999

10）三鴨廣繁，玉舎輝彦：医療経済的見地からみた感染症治療における漢方治療の有用性．産婦人科研究漢方のあゆみ **24**：105-108，2007

11）早川　智，白石尚美，千島史尚，他：MRSA に対する漢方製剤の有用性—抗菌作用と胸腺外 T 細胞の誘導—．Prog Med **16**：1703-1706，1996

12）炭山嘉伸：腸管内 MRSA 保菌ラットにおける補中益気湯の効果．新薬と臨床 **45**：1266-1271，1996

13）松井健一郎，上地陽子，堀口章子，他：メチシリン耐性黄色ブドウ球菌感染動物における補中益気湯の除菌効果．日本東洋医学雑誌 **48**：357-367，1997

14）清水昌寿，王　秀霞，松野栄雄，他：MRSA に対する補剤の免疫調節作用と感染防御能．Prog Med **18**：753-758，1998

15）草地信也，炭山嘉伸，田中英則，他：MRSA 気道保菌に対する補中益気湯の除菌効果—基礎的・臨床的検討—．Prog Med **23**：1536-1537，2003

16）宮上光祐，片山容一：十全大補湯による脳腫瘍患者免疫能への改善効果．脳神経外科 **31**：401-409，2003

その7 てんかん

要点：

1. 西洋薬の抗てんかん薬の進歩により大部分のてんかんはコントロールされることから，現在のてんかんの標準的治療としては，西洋薬による治療が第一選択となる．
2. しかし，西洋薬によっても20〜30％は難治性てんかんであり，また，西洋薬による副作用のため長期の投薬の継続が困難な症例もある．これらの場合に漢方薬が適応となり，西洋薬との併用が考慮されている．
3. てんかんの漢方治療としては，相見[1,3)]の多数例の検討がなされているが，これまでに小柴胡湯合桂枝加芍薬湯がもっとも広く用いられ，第一選択薬となっている．おもに難治性てんかんに対し西洋薬との併用治療が行われ，約40〜50％の有効性が得られている．
4. このほかに用いられる代表的漢方薬としては，小柴胡湯合小建中湯，柴胡桂枝湯，柴胡桂枝湯合芍薬甘草湯，柴胡加竜骨牡蛎湯，抑肝散，甘麦大棗湯などがある．

代表的漢方処方

1．小柴胡湯合桂枝加芍薬湯
2．柴胡桂枝湯　　3．柴胡加竜骨牡蛎湯

てんかんの定義と分類

- てんかんの定義は，「種々の原因で起こる慢性の脳疾患で，大脳神経細胞の過度の放電に由来する反復性発作であり，多種多様の臨床症状と検査所見をともなう」とされている．現在広く用いられている国際分類の発作型分類（1981）では，病因に関係なく個々の発作を，部分発作と全般発作の2群に分類している（**表24**）．
- 部分発作は，大脳の一側か，その一部から生じる発作をいい，発作時の意識の有無により，意識障害のないものを単純部分発作とし，意識障害をともなうものを複雑部分発作として分類している．さらに，一つの発作が単純部分発作から複雑部分発作へ，また，全般強直間代発作に発展するものがある．
- 全般発作とは，発作の起始から両側の大脳半球が発作に巻き込まれている発作をいい，その脳波所見，臨床症状から，さらに6型に細分類されている．

西洋薬（抗てんかん薬）による治療

- てんかんの治療は，近年の西洋薬の進歩により治療効果が上がっており，一般にてんかん治療の第一選択は西洋薬である．
- 抗てんかん薬による治療は，長期間発作を抑制することによっててんかん性興奮が起こらなくなるのを待つ治療法である．
- これらの薬剤の作用機序として，① 抑制系神経伝達物質（GABA）の効果を増強させるもの，② 神経細胞（受容体）に結合し神経細胞を安定化するもの，③ 神経細胞の電解質などの出入りに関係するものなどがあげられている．
- 薬剤の治療方針は，発作型に適した副作用の少ない薬剤を選択し，必要最小限に維持することが原則である．薬剤の選択に当たっては発作型の診断と薬剤の血中濃度の測定が必須である．
- 単剤治療を原則とし，これが有効血中濃度の最大量を投与しても発作が抑制されないときは，他剤の単独治療へ移り，できるだけ多剤併用を避ける．しかし，単剤で発作のコントロールが困難な場合は，結果的に多剤併用になることも

表 24 てんかんの国際分類（発作型分類，1981）

Ⅰ．部分発作
- A．単純部分発作
  - 1．運動症状を示すもの
  - 2．体性感覚症状，あるいは特殊感覚症状（単純な幻覚）を示すもの
  - 3．自律神経症状を示すもの（上腹部異常感覚，顔面蒼白，発汗，紅潮，立毛，散瞳などを含む）
  - 4．精神症状を示すもの（高次大脳機能の障害）
- B．複雑部分発作
  - 1．単純部分発作で始まり，続いて意識障害が起こるもの
  - 2．発作の起始に意識障害を示すもの
- C．部分発作で全般強直間代発作（GTC）に発展するもの
  - 1．単純部分発作（A）でGTCに発展するもの
  - 2．複雑部分発作（B）でGTCに発展するもの
  - 3．単純部分発作から複雑部分発作，ついでGTCに発展するもの

Ⅱ．全般発作（けいれん性あるいは非けいれん性）
- A．1．欠神発作，2．非定型欠神発作
- B．ミオクロニー発作
- C．間代発作
- D．強直発作
- E．強直間代発作
- F．脱力発作

Ⅲ．一側あるいは一側優勢発作

Ⅳ．分類不能てんかん発作

多い．

◤発作型による抗てんかん薬の選択は，部分てんかんではカルバマゼピン（carbamazepine）とフェニトイン（phenytoin）が第一選択で，全般てんかんではバルプロ酸（valproic acid）が中心となる．

てんかんに対する漢方治療の意義，適応

◤てんかん患者の7～8割は西洋薬によってコントロールされ良い結果が得られているが，2～3割はいまだ難治性で，外科的手術によっても必ずしも満足が得られていないのが現状である．難治性てんかんとは適切な西洋薬治療を行っても月1回以上の頻度で発作を起こす場合をいう．

◤また，抗てんかん薬の服用により頭重感，ふらつき，眠気，脱力などの副作用や，貧血や肝機能障害を認めることがある．

◤このような西洋薬治療に問題点のあることから，てんかんに対する漢方治療が考慮されている．すなわち，①西洋薬によっても難治性てんかんである場合，②西洋薬の抗てんかん薬治療で副作用を認める場合などが漢方薬の適応としてあげられている．この場合，西洋薬に漢方薬の併用，または漢方薬単独治療を行う．

◤このほか，漢方治療の併用によって，全身状態の改善から発作が起きにくくなることや発作後の疲労感の軽減などをしばしば経験する．てんかん発作は過労，睡眠不足，過緊張状態が続いた後などに起きやすい傾向があるが，漢方治療によって抗ストレス作用，全身状態が改善し発作をおきにくくしているものと思われる．

代表的漢方治療薬（表 25，26）

◤本邦のてんかんに対する近代の漢方治療は，1956年の相見の報告[1)]に始まる．相見は8例のてんかん患者に小柴胡湯を投与し，5例が全治し，3例が軽快したと報告した．さらに，実験的にも菅谷[2)]の柴胡桂枝湯を用いたカタツムリの神経節の実験によって漢方薬の有効性が報告されるにつれ，てんかんに対する漢方薬の投与が注目されるようになった．

◤現在用いられている各生薬のうち抗けいれん作用があると考えられている生薬として甘草，桂皮，厚朴，柴胡，芍薬，生姜，人参，茯苓，牡丹皮の9種があげられている．約200種以上ある生薬のなかで，詳細に薬理作用が検討されたものは少なく，上記の9種の生薬についてもいまだ確定的でないものがある（**表 25**）．

◤これまでよく用いられた代表的漢方薬としては，小柴胡湯合桂枝加芍薬湯，小柴胡湯合小建中湯，柴胡桂枝湯，柴胡桂枝湯合芍薬甘草湯，柴胡加竜骨牡蛎湯，抑肝散，甘麦大棗湯，五苓散などがある．体質改善により発作を抑制する漢方薬として当帰芍薬散，真武湯，大柴胡湯，抑肝散

表 25　抗けいれん作用のあるおもな漢方薬の生薬組成（g）

	小柴胡湯合桂枝加芍薬湯	小柴胡湯	小建中湯	柴胡桂枝湯	柴胡加竜骨牡蛎湯
柴胡	7.0	7.0		5.0	5.0
半夏	5.0	5.0		4.0	4.0
黄芩	3.0	3.0		2.0	2.5
大棗	4.0	3.0	4.0	2.0	2.5
人参	3.0	3.0		2.0	2.5
甘草	2.0	2.0	2.0	2.0	
生姜	1.0	1.0	1.0	1.0	1.0
桂皮	4.0		4.0	2.0	3.0
芍薬	6.0		6.0	2.0	
茯苓					3.0
竜骨					2.5
牡蛎					2.5

表 26　てんかんに対するおもな漢方治療報告

報告者	発表年	診　断	漢方薬	西洋薬（抗てんかん薬）	症例数	有効率
相見ら[3]	1976	難治性てんかん	柴胡桂枝湯加芍薬（小柴胡湯合桂枝加芍薬湯）	+	433	194（45%）著効：115 有効：79
成田[4]	1985	難治性てんかん	柴胡桂枝湯加芍薬（小柴胡湯合桂枝加芍薬湯）	+	22	19（86.4%）著効：6 有効：13
中根ら[5]	1985	難治性てんかん	小柴胡湯合桂枝加芍薬湯	+	55	27（49.1%）著効：4 有効：23
上村[6]	1988	難治性てんかん	小柴胡湯合桂枝加芍薬湯	+	29	9（31%）
関ら[7]	1995	難治性てんかん	小柴胡湯合桂枝加芍薬湯	+	24	7（29.2%）著効：4 有効：3
杉本ら[8]	1992	難治性てんかん	小柴胡湯合小建中湯	+	27	11（40.7%）著効：5 有効：6
高橋ら[9]	1996	症候性てんかん 副作用（肝機能・認知障害）	柴胡桂枝湯合芍薬甘草湯	+	38	33（86.8%）
伊藤ら[10]	1991	難治性てんかん	柴胡桂枝湯	+	11	4（36.3%）著効：2 有効：2
先崎ら[11]	1993	難治性てんかん 精神症状の合併	柴胡加竜骨牡蛎湯	+	29	10（34%）発作改善：6 精神症状改善：7
石山[12]	1992	脳腫瘍術後てんかん 副作用（肝機能・血球減少）	柴胡加竜骨牡蛎湯	ジアゼパム	5	5（100%）

などがあげられている．

小柴胡湯合桂枝加芍薬湯　**第一選択薬**

構成生薬：柴胡，黄芩，半夏，人参，生姜，大棗，甘草，桂皮，芍薬

◤これは 1962 年に相見がてんかんの治療として

柴胡桂枝湯加芍薬（柴胡桂枝湯の芍薬を増量したもの）を報告した．漢方エキス剤では芍薬の単独製剤がないため，便法として小柴胡湯合桂枝加芍薬湯が代用されている．

◤各生薬の効能は，柴胡・芍薬に鎮痙・鎮痛作用があり，芍薬・甘草が鎮痙・鎮痛効果を高めている．芍薬を増量することにより鎮痙・鎮痛効果をさらに増強している．柴胡・黄芩に清熱鎮静作用，半夏・生姜に和胃止嘔作用，人参・甘草・大棗に補気健脾作用がある．桂皮は消化吸収の補助，末梢循環促進作用を持っている．

◤本方剤は，基礎的研究が十分なされ，西洋薬の抗てんかん薬にみられない神経細胞保護作用，成長・発達・分化促進作用を有することが確認されている．このことからてんかん発作に対し西洋薬が無効の場合，もっとも広く用いられ，追加投与されている漢方薬である．

◤相見らは，本方剤を多数例のてんかんに用いて治験報告している[3]．彼は従来の抗てんかん薬を服用中の難治性てんかん433例に用いて，著効115例，有効79例のあわせて194例（45%）に効果を認めたと報告した．

◤この方剤を用いた他のおもな難治性てんかんの治療報告をみると，成田[4]は，従来の抗てんかん薬で平均22.2年の治療歴にもかかわらず月に5回以上のてんかん発作を認める難治性てんかんの22例に対し，従来の抗てんかん薬に併用して柴胡桂枝湯加芍薬（小柴胡湯合桂枝加芍薬湯）を投薬した．22例の臨床治験で著効6例（27.3%），有効13例（59.1%），無効3例（13.6%）で悪化は認めなかったと報告している．

◤中根ら[5]も55例の難治性てんかんにこの漢方薬を投与して有用性と安全性について検討している．きわめて有用4例（7.3%），かなり有用11例（20%），多少有用は12例（21.8%）で，多少なりとも有用であった例が合計49.1%であった．副作用は6例（10.9%）にみたが，軽度で一過性であった．

◤上村[6]は，難治性てんかん29例に投与されている抗てんかん薬に本方剤の漢方を併用して9例（31%）に有効であったことを示した．その内訳は10例の特発性全般てんかんに対し用い，5例で改善を示し，潜因・症候性全般てんかんでは，10例中2例が改善，部分てんかん9例では2例が改善したとしている．

◤関ら[7]も従来の抗てんかん薬により難治性てんかんであった24例に用いて検討し，著効（発作消失）が4例，有効（50%以上発作の減少）が3例で，有効以上は合計7例（29.2%）であった．それらの内訳は，潜因・症候性部分てんかん13例では，発作消失が3例，改善2例で，潜因・症候性全般てんかん8例では発作消失はなく，改善は1例のみであった．特発性の全般てんかんの2例では1例に著効を示したと報告している．

◤杉本ら[8]は，難治性てんかん，とくに複雑部分発作症例に西洋薬の抗けいれん薬と小柴胡湯合小建中湯を併用投与し治療効果を検討した．小建中湯は桂枝加芍薬湯に膠飴の一味が付加されたものであるが，ほぼ桂枝加芍薬湯と同様のものである．効果判定のできた27例では，併用開始後約2年半で，著効5例，有効が6例で，40.7%の症例に有効性を認めた．とくに副作用はなく，今後の難治性てんかんの治療法の一つとして漢方の併用投与は試みるべき治療として推奨している．

◤高橋ら[9]は，西洋薬の投与で肝機能障害や認知障害を認めたため，全体としての方意は小柴胡湯合桂枝加芍薬湯と同様である柴胡桂枝湯合芍薬甘草湯を用いて，脳血管障害，頭部外傷，脳腫瘍術後に発症した難治性の症候性部分てんかんの38例に西洋薬の減量とともに当漢方薬の併用治療を行った．38例中33例に有効性を認め，従来の抗てんかん薬の減量が可能となり，さらに，けいれんの回数およびけいれん消失までの期間において，西洋薬単独治療に比較して有意の差を認めた．

◤これらの漢方薬の副作用は0～13%で，従来の西洋薬の抗てんかん薬に比較すると少ない．内容は，めまい，頭痛，眠気，腹痛，発疹，軟便，下痢，のぼせなどであった．

柴胡桂枝湯

構成生薬：柴胡，黄芩，半夏，人参，生姜，大棗，甘草，桂皮，芍薬

- 小柴胡湯合桂枝加芍薬湯と同様に用いられるが，鎮痙・鎮痛効果はやや弱い．エキス製剤を用いる場合は柴胡桂枝湯と桂枝加芍薬湯とを2/3量ずつ合方する．本方剤は抗てんかん薬と併用して使用されるが，投与される頻度は低い．伊藤ら[10]は，てんかん11例に用いて著効2例，有効2例であったと報告している．

柴胡加竜骨牡蛎湯

構成生薬：柴胡，黄芩，半夏，人参，生姜，大棗，竜骨，牡蛎，桂皮，茯苓，大黄

- 竜骨・牡蛎に精神安定・鎮痙作用があり，茯苓に鎮静・利水作用，桂皮に消化吸収の補助・末梢循環促進作用がある．大黄には消炎・抗菌・瀉下作用がある．
- 柴胡加竜骨牡蛎湯はけいれんによる脳組織障害を阻止する可能性があるといわれている．先崎ら[11]は，精神科的問題を抱えている成人の症候性局在関連てんかん29例に，漢方の証による選択を行わず柴胡加竜骨牡蛎湯を西洋薬の抗てんかん薬に併用投与し検討した．29例中10例（34%）に発作または精神症状の改善がみられたとしている．
- 石山[12]は，肝機能障害，白血球・血小板減少，中毒疹などの副作用のため抗てんかん薬が継続投与ができなかった5例の脳腫瘍術後てんかん例に対し，柴胡加竜骨牡蛎湯とジアゼパムの併用投与によりいずれも発作抑制に有効であったと報告した．
- 岡部[13]は生後9ヵ月より18歳になるまで長期間けいれんのコントロール困難であったLennox-Gastaut症候群に対し，抗けいれん薬に併用して柴胡加竜骨牡蛎湯，次いで当帰芍薬散の追加投与により発作がすべて消失した1例を報告した．彼は作用機序として，当帰芍薬散の脳内神経伝達物質代謝，とくにモノアミン系代謝との関与を考慮した．

抑肝散

構成生薬：白朮，茯苓，川芎，釣藤鈎，当帰，柴胡，甘草

- 抑肝散の構成生薬である柴胡・釣藤鈎に鎮静・鎮痙・自律神経調節作用があり，当帰は滋養強壮作用をもち，川芎とともに血管拡張・循環促進に働く．白朮・茯苓・甘草には消化吸収促進・利水作用がある．
- 元来，小児のひきつけに対する方剤として，また，軽度な精神的あるいは肉体的刺激に対して過剰な反応を示す場合に，本方剤が適するとされているが，てんかんに対する基礎および臨床研究は少ない．

甘麦大棗湯

構成生薬：大棗，甘草，小麦

- 小麦には止汗・精神安定作用がある．大棗には精神安定・栄養状態改善作用があり，甘草とともにけいれんを抑制する．
- 本方剤は，ヒステリー発作の代表処方とされる．血虚症状に脾虚症状をともない，けいれん，意識障害をきたす場合に用いられるが，症例報告はあるが，ほとんど研究報告はない．

文　献

1）相見三郎：癲癇の小柴胡湯療法．日本東洋医学雑誌 **7**：23-25，1956
2）菅谷英一：てんかんと柴胡桂枝湯．漢方医学 **6**：11-17，1982
3）相見三郎，斉藤　隆，松田健身：柴胡桂枝湯による癲癇の治療，その成績と考察及び脳波所見に及ぼす影響について．日本東洋医学雑誌 **27**：99-116，1976
4）成田洋夫：難治性てんかんの漢方臨床治験．現代の漢方治療，pp. 324-325，東洋学術出版社，千葉，1985
5）中根允文，築城　檀，野中健作，他：難治性てんかんに対する小柴胡湯合桂枝加芍薬湯エキスの効果．臨床と研究 **62**：1914-1923，1985
6）上村孝臣：てんかん—小柴胡湯合桂枝加芍薬湯（TJ-960）療法．臨床精神医学 **17**：1249-1260，1988
7）関　亨，熊谷　昇，山田哲也：難治てんかんに対する漢方薬の効果—小柴胡湯，桂枝加芍薬湯の併用投与．漢方医学 **19**：390-396，1995
8）杉本健郎，安原昭博，西田直樹，他：難治性てんかんの漢方併用療法—小柴胡湯と小建中湯による治療—．小児科臨床 **45**：2875-2880，1992

9) 高橋邦丕，野秋富隆，木村一道，他：難治性症候性癲癇に対する漢方薬治療—肝機能障害，認知機能障害を伴うリハビリテーション患者における検討．日本東洋医学雑誌 47：27-34，1996
10) 伊藤昌弘，下平雅之，岩川義英：小児てんかんに対するツムラ柴胡桂枝湯，柴胡加竜骨牡蛎湯の使用経験．第 8 回日本小児東洋医学研究会講演記録，pp. 19-22，1991
11) 先崎　章，大久保善朗，松浦雅人，他：柴胡加竜骨牡蛎湯（TJ-12）の成人の症候性局在関連てんかん患者に対する効果．臨床精神医学 22：641-646，1993
12) 石山直己：脳腫瘍術後てんかんにおけるツムラ柴胡加竜骨牡蛎湯の使用経験．日本医事新報 3568：82-83，1992
13) 岡部　保：当帰芍薬散の追加により全ての発作が消失した難治性てんかんの 1 例．日本小児東洋医学研究会会誌 11：11-17，1995

MEMO

瀉剤と補剤

● 瀉剤とは病理的産物を除去する治療で，「攻める治療」とされる．「瀉」とは，取り除くの意味である．瀉剤は発汗，下痢，利尿などを促す治療で，瀉剤には，発汗剤（麻黄剤），清熱剤（石膏剤，黄連剤），瀉下剤（大黄剤），駆瘀血剤（桂枝茯苓丸，桃核承気湯），利水剤（五苓散など）などがある．

● 補剤とは「補」の治療で，「守る治療」である．「補」とは抗病反応を賦活，体力を補う治療である．補剤には守る部位によって 3 つに分けられる．①表（体表）を守るものとして桂枝湯，②裏（内臓）を守るものとして人参湯，真武湯，芍薬甘草湯，③半表半裏（血管・支持組織・リンパ球など免疫系）を守るものとして小柴胡湯などがある．気・血・水の構成要素からの補剤の分類がある．気の補剤には補中益気湯，四君子湯，血では四物湯，十全大補湯，水では八味丸がある．

● 瀉剤と補剤の中間的な「攻補兼務」の治療として「和剤」がある．これは病理的産物を中和する薬剤で，柴胡剤などがある．

● 実際の漢方治療にあたっては，瀉剤，または補剤の単独治療ではうまくいかないことも多い．このような場合には，この両者や和剤などを交互に，またはうまく併用して改善する場合もある．

その8 認知症

要点：

1. 認知症は病型に関係なくいずれも難治性である.
2. 現在，認知症に対する確立された西洋薬の治療法はなく，有用性のある薬剤は非常に少ない．本邦で初めてアルツハイマー型認知症の治療剤として承認されたのが，アセチルコリンエステラーゼ阻害薬である塩酸ドネペジル（アリセプト）であるが，実際に臨床使用上の有効性は 20〜30％程度といわれる.
3. 近年，認知症およびその周辺症状の精神症状に対し漢方薬の有用性を示唆する報告がある．釣藤散，八味地黄丸や抑肝散などの構成生薬である釣藤鈎や牡丹皮は，老人斑の主成分であるアミロイド蛋白の脳内への凝集を阻害し，いったん凝集したアミロイドβを分解することが明らかになっている.
4. おもに認知症の中核症状を改善する漢方薬として当帰芍薬散，八味地黄丸，加味温胆湯があり，認知症の周辺症状である幻覚や問題行動などの精神症状に対しては，釣藤散や抑肝散が用いられ，その有用性が報告されている.

代表的漢方処方	
1．当帰芍薬散	2．釣藤散
3．八味地黄丸	4．加味温胆湯
5．抑肝散	6．黄連解毒湯

アルツハイマー型認知症の病態

◤認知症とは，いったん正常に発育した知能機能が脳の器質的障害により持続的に低下し，日常生活に支障をきたした状態とされている.

◤近年，人口の高齢化にともない認知症の患者は増加し，その数は 150 万人〜200 万人ともいわれている．その約 50％がアルツハイマー病で，他の 30％が脳血管性認知症であり，残りの 20％は Lewy 小体をともなう認知症や，前頭側頭型認知症などが含まれる.

◤アルツハイマー型認知症の脳の病理学的所見としては，側頭葉・海馬・前頭葉などの大脳皮質における大型神経細胞の脱落，マイネルト基底核の神経細胞の脱落や老人斑，神経原線維変化の出現があげられている．老人斑はアミロイドβ蛋白（Aβ）が主成分であり，これが脳実質に沈着することがアルツハイマー型認知症の本態と考えられている.

◤アルツハイマー型認知症の臨床症状は，初期より必ずみられる中核症状と周辺症状に分類される．中核症状は記憶障害で，主として近時の記憶障害であるが，進行にともない遠隔記憶も障害される．さらに，思考，判断，認知，言語，計算などの障害が加わる.

◤周辺症状としてはせん妄，幻覚，妄想，徘徊，不穏，過食，異食，不潔行為，睡眠障害，抑うつなどの精神症状や行動異常がある.

西洋薬による認知症の治療

◤認知症の中核をなす認知機能障害に対し，その回復までは期待できないがその進行を抑制する薬物療法（アセチルコリンエステラーゼ阻害薬）がある.

◤本邦で初めてアルツハイマー型認知症の治療薬として承認されたのが，アセチルコリンエステラーゼ阻害薬である塩酸ドネペジル（アリセプ

表 27　認知症に対する漢方治療のおもな報告

報告者	発表年	診　断	漢方薬（投与期間）	症例数	治療効果
稲永ら[2]	1996	アルツハイマー型認知症 脳血管性認知症	当帰芍薬散 （12 週）	80	軽度改善　62.5%
山本[5]	1989	アルツハイマー型認知症	釣藤散 （12 週）	110	改善　57.9%
Iwasaki ら[7]	2004	アルツハイマー型認知症 脳血管性認知症	八味地黄丸 （8 週）	33	有意改善（MMSE）
Maruyama ら[9]	2006	アルツハイマー型認知症	加味温胆湯＋ドネペジル （12 週）	18	有意改善（MMSE） 有意改善 （ADAS-cog）
			ドネペジル単独	20	不変
梶井ら[6]	2005	興奮，攻撃型症状をともなった認知症	釣藤散 （8 週～6ヵ月）	3	改善　3
Iwasaki ら[11]	2005	BPSD を有する認知症	抑肝散 4 週	27	有意改善（BPSD） 有意改善（ADL）
水上ら[13]	2006	精神症状，行動異常をともなったアルツハイマー型認知症	抑肝散 （1～10 週）	5	有効　5
荒木[14]	1990	脳血管性認知症 アルツハイマー型認知症	黄連解毒湯 （12 週）	43	軽度改善　44.7%

MMSE：Mini-Mental Scale Examination, ADAS-cog：Alzheimer's Disease Assessment Scale-cognitive subscale, BPSD：Behavioral and psychosomatic symptoms of dementia, ADL：Activity of daily living

ト）である．これは記憶や学習に関係している神経伝達物質のアセチルコリンを分解するアセチルコリンエステラーゼを阻害することによって，脳内のアセチルコリン濃度を高め認知症を改善しようとするものである．しかし，実際に有効であるのは 20～30%程度で，いったん，認知機能が改善しても約半年の間に次第に効果が減弱し，ほとんどはもとの状態に戻ってしまうとされている．

- 今後，本邦では未発売であるがリバスチグミンやガランタミンなどのアセチルコリンエステラーゼ阻害薬が使用可能になるとされるが，いずれも中核症状である記憶障害や学習障害の改善を目指した対症療法である．
- 本疾患の根治的治療として検討されているものに，①アミロイド β 蛋白産生の抑制薬として β-セレクターゼ阻害薬の開発，②脳に沈着したアミロイド β 蛋白を除去する方法としてワクチン療法などが考えられている．

漢方薬による認知症の治療（表 27）

当帰芍薬散

構成生薬：芍薬，蒼朮，沢瀉，茯苓，川芎，当帰

- 本方剤は従来血虚の治療方剤として，冷え性，肌の乾燥，月経周期の遅れや無月経，貧血様所見に用いられてきたが，古くよりアルツハイマー型認知症に対してもよく使用されてきた．
- 実験的に閉経期のラットに当帰芍薬散を投与すると脳内コリン作動性ニューロン，カテコールアミン作動性ニューロンおよびニコチン性アセチルコリン受容体などの活性が高まると報告されている．
- また，本方剤は，大脳皮質や海馬におけるアセチルコリンやノルアドレナリンの合成を促進する作用のあることが指摘されている．
- 稲永らは[2]，老年期認知症（アルツハイマー型認知症および脳血管性認知症）の 80 例を対象

として当帰芍薬散を12週間投薬による多施設の臨床治験を行った．その結果，全般改善度の判定では軽度改善以上が62.5％で有用であったとし，投与前に比べて，運動機能・知的機能・感情機能・精神症状・自覚症状などが有意に改善したと報告している．

釣藤散

構成生薬： 石膏，釣藤鈎，陳皮，麦門冬，半夏，茯苓，菊花，人参，防風，甘草，生姜

- 本方の使用目標（証）としては，体力中等度で，主として中壮年以降の慢性に経過する頭痛・頭重，耳鳴り，うなじから肩のこりなどを訴えるものを目標に用いられている．
- Murakami ら[3]の研究によれば，構成生薬の釣藤鈎エキスには活性酸素抑制作用があり，脳血管性認知症の病態モデルマウスの空間認知機能障害を改善させると報告されている．さらに，釣藤鈎にはアミロイド蛋白の凝集抑制作用と凝集分解作用があるとされている[4]．
- 臨床的検討では，山本[5]はアルツハイマー型痴呆110例に釣藤散7.5g/日を12週間投薬し，知能評価，日常生活動作，精神症候について対照群との比較を行った．その結果，改善率は釣藤散群では57.9％を示し，対照群の27.8％に比較して有意に高かった．
- 梶井ら[6]は，興奮・攻撃型の陽性症状をともなった認知症に釣藤散を用いて著効した3例を報告し，釣藤散は周辺症状だけでなく中核症状を改善させる有用な漢方薬であるとしている．

八味地黄丸

構成生薬： 地黄，山茱萸，山薬，沢瀉，茯苓，牡丹皮，桂皮，附子

- 八味地黄丸の使用目標（証）は，腎虚の治療方剤として使用されている．中年以降とくに老齢者に頻用され，腰部および下肢の脱力感・冷え・痺れなどがあり，排尿の異常（とくに夜間の頻尿）を訴える場合に用いられる．
- Iwasaki ら[7]は中等度認知症患者33例（アルツハイマー型認知症，脳血管性認知症）を対象として，八味地黄丸を8週間投与を行い，プラセボを用いた二重盲検ランダム化比較試験を実施し，認知機能や身体機能への改善について検討した．その結果，八味地黄丸投与群はプラセボ群に比べ，患者の認知機能を示すMini-Mental Scale Examination（MMSE）が8週間後に，13.5±8.5から16.3±7.7へと2.5上昇する有意な改善を認めた．日常生活動作（ADL）の指標である機能的評価（Barthel index）も，同様に内服によって100点満点中61.8±34.6から78.9±21.1へと17.5点上昇したことが明らかになった．また，SPECTによる検討でも投薬後脳血流が平均10％の増加を認めたとしている．

加味温胆湯

構成生薬： 半夏，茯苓，陳皮，竹茹，酸棗仁，玄参，遠志，人参，地黄，大棗，枳実，生姜，甘草

- 本方は不眠症や神経症によく用いられるが，抗認知症効果も報告されている．実験的に老齢ラットや脳破壊ラットのcholine acetyl transferase（ChAT）活性を有意に増加させるとともに，低下した記憶保持能力を改善することが示された．また，経口投与で脳内の神経成長因子（NGF）mRNAやBDNF mRNAの発現を増加させることが明らかになった．
- Suzuki ら[8]は，加味温胆湯がアルツハイマー病の認知機能を有意に改善したことを報告した．彼らは加味温胆湯の3年間の投与期間のなかで，その改善効果は長期間は持続しなかったが，加味温胆湯投与群は対照群に比べてMMSEが有意に高く，その効果は少なくとも3年は続くとされた．
- Maruyama ら[9]は，38例のアルツハイマー病に対し加味温胆湯とドネペジルを併用して用いることにより，ドネペジル単独投与よりも，①レスポンダーの比率を高め，②認知機能を改善させ，③脳血流を改善することを明らかにした．すなわち，ドネペジル単独投与群20例とドネペジルと加味温胆湯の併用群18例を対象として12週間治療した結果，MMSE scoreは併用群のみで18.9±4.9から21.6±4.2に改

善し，さらに，認知機能の Alzheimer's Disease Assessment Scale-cognitive subscale（ADAS-cog）[10] においても，併用群でのみ 21.0±7.6 から 16.8±7.1 に改善したと報告している．

抑肝散

構成生薬：蒼朮，茯苓，川芎，釣藤鈎，当帰，柴胡，甘草

- 使用目標（証）は，体力中等度の人で，神経過敏で興奮しやすく，怒りやすい，イライラする，眠れないなどの精神症状を訴える場合に用いられる．
- 本方剤は，構成生薬の釣藤鈎にアミロイド β 蛋白の重合抑制・分解促進作用があるほか，ChAT 活性を高め，グルタミン酸による神経細胞死を予防する働きがある．当帰は GABA やセロトニン受容体に結合してやや鎮静をもたらす．
- 幻覚，妄想，昼夜逆転，徘徊など認知症に特有な精神症状を総称として Behavioral and psychosomatic symptoms of dementia（BPSD）と呼ばれている．
- Iwasaki ら[11]は，抑肝散の BPSD に対する効果を検証するためランダム化比較臨床試験を行った．すなわち，BPSD を有する老人性認知症 52 例（アルツハイマー病，脳血管性認知症，Lewy 小体をともなう認知症）を対象として，抑肝散 7.5 g/日を 4 週間投与群の 27 例を検討し，従来の治療群の 25 例と比較した．抑肝散群のみで，BPSD スケールである NPI が 37.9±16.1 から 19.5±15.6 まで有意に改善し，ADL の指標である Barthel index でも抑肝散群のみで 56.4±34.2 から 62.9±35.2 へと有意に改善をみた．しかし，MMSE では両群ともに変化を認めなかった．
- さらに，彼らはドネペジルが無効か，あるいは副作用のためにドネペジルを内服できなった 15 例の Lewy 小体をともなう認知症の幻視に対し，抑肝散による治療を行った．その結果，幻視はすみやかに消失し，BPSD に対する有効性を強調している[12]．
- 水上ら[13]は，精神症状および行動障害をともなったアルツハイマー型認知症の 5 例に抑肝散を投与した．投薬前の症候は，5 例全例に易怒性，興奮を認め，4 例に攻撃的言動，不眠を，3 例に徘徊を認めたが，投薬後比較的早期から効果がみられ有効であったと報告した．しかし，投薬による副作用はみられなかったとしている．

黄連解毒湯

構成生薬：黄芩，黄連，山梔子，黄柏

- 使用目標（証）は体力中等度あるいはそれ以上の人で，のぼせ気味で顔面紅潮し，精神不安，不眠，いらいらなどの精神神経症状を訴える場合に用いられる．
- 荒木[14]は多施設の認知症候をともなう 43 例（脳血管性認知症，アルツハイマー型認知症など）を対象として黄連解毒湯 7.5 g/日を 12 週間投与して治療効果を判定した．全般改善度では，軽度改善以上が 44.7%，日常生活動作改善度 42.9%，精神症候改善度は 52.5% でその有効性を示した．

文献

1）宮上光祐：脳神経外科領域における外来漢方，脳血管性認知症の漢方治療．Modern Physician **27**：1179-1182，2007
2）稲永和豊，台之尊啓次郎，二宮嘉正，他：老年期認知障害の当帰芍薬散による治療効果，多施設共同研究．Prog Med **16**：293-300，1996
3）Murakami Y, Zhao Q, Harada K, et al：Choto-san, a Kampo formura, improves chronic cerebral hypoperfusion-induced spatial learning deficit via stimulation of muscarinic M1 receptor. Pharmacol Biochem Behav **81**：616-625, 2005
4）Fujiwara H, Iwasaki K, Furukawa K, et al：Uncaria rhynchophylla, a Chinese medicinal herb, has potent antiaggregation effects on Alzheimer's beta-amyloid proteins. J Neurosci Res **84**：427-433, 2006
5）山本孝之：アルツハイマー型痴呆の漢方療法．現代医療学 **5**：96-102，1989
6）梶井信洋，織部和宏：釣籐散が著効した興奮・攻撃型認知症の 3 例．漢方療法 **9**：574-583，2005
7）Iwasaki K, Kobayasi S, Chimura Y, et al：A randomized, double-blind, placebo-controlled clinical trial of the Chinese herbal medicine "Ba Wei Di Huang Wan" in the treatment of dementia. J Am Geriatr Soc **52**：1518-1521, 2004

8) Suzuki T, Arai H, Iwasaki K, et al : A Japanese herbal medicine (Kami-Untan-To) in the treatment of Alzheimer's disease : A pilot study. Alzheimer's Reports **4** : 177-182, 2001
9) Maruyama M, Tomita N, Iwasaki K, et al : Benefits of combining donepezil plus traditional Japanese herbal medicine on cognition and brain perfusion in Alzheimer's disease : a 12-week observer-blind, donepezil monotherapy controlled trial. J Am Geriatr Soc **54** : 869-871, 2006
10) Mohs RC, Rosen WG, Davis KL : The Alzheimer's disease assessment scale. An instrument for assessing treatment efficacy. Psychopharmacol Bull **19** : 448-450, 1983
11) Iwasaki K, Satoh-Nakagawa T, Maruyama M, et al : A randomized, observer-blind, controlled trial of the traditional Chinese medicine Yi-Gan San for improvement of behavioral and psychological symptoms and activities of daily living in dementia patients. J Clin Psychiatry **66** : 248-252, 2005
12) Iwasaki K, Arai H : Effect of a traditional Chinese herbal medicine for cholinesterase inhibitor-resistant visual hallucinations and neuropsychiatric symptoms in dementia with Lewy bodies. J Clin Psychiatry **66** : 1612-1616, 2005
13) 水上勝義，畑中公孝，田中芳郎，他：精神症状や行動障害に抑肝散が効果的であったアルツハイマー型認知症の5例．日東医誌 **57**：655-660，2006
14) 荒木五郎：黄連解毒湯の痴呆に対する効果の検討．老年期痴呆 **4**：110-117，1990

MEMO

漢方治療における生薬の配合

●漢方薬は生薬の混合薬であるので，その適応病態は一つとは限らず，それぞれの生薬に適応（主治）があり，その適応は複数となる．

●漢方薬は生薬の複合剤であるが，生薬の配合についてどの生薬との配合がよいか，またその配合比率の問題などについては，古来からの先人の経験などにより決定されている．

●各生薬の組み合わせの目的は，①複数の愁訴の治療，複数の部位の治療を目的とする，②副作用があらかじめ予測される場合に，それを軽減する目的，③生薬の配合によって効果の増強を狙うなどがあげられる．

●漢方薬は，同じ守備範囲を持つ生薬どうしが，次にあげるような代表的な組み合わせを形成しやすい．そのおもな配合をあげる．①桂枝・茯苓，②柴胡・黄芩，③黄連・黄芩，④枳実・厚朴，⑤大黄・芒硝，⑥桃仁・牡丹皮，⑦当帰・川芎，⑧桂枝・麻黄，⑨芍薬・甘草などがある．漢方薬を理解するには，基本骨格となる各生薬の薬性，薬能を知るとともに，基本的な配合薬を理解することが漢方薬を理解する早道といわれる．

III

病態（症候）からみた漢方治療

頭　　痛

三叉神経痛

帯状疱疹後神経痛

め ま い

吃　　逆

有痛性筋けいれん

神経因性膀胱による排尿障害

脳神経麻痺による中枢性難治性咳嗽

その9 頭　　痛

要点：

1. 頭痛診療に当たって重要なことは，まず生命に危険な頭痛を起こす器質的脳病変を鑑別し，それが発見されれば西洋医学的治療を行う．器質的病変のない慢性頭痛（一次性頭痛）に対しては，漢方薬が良い適応となる．
2. とくに一次性頭痛のうち，代表的な片頭痛と緊張型頭痛に対するおもな漢方薬の治療報告について述べる．
3. 片頭痛の第一選択薬としては呉茱萸湯がよく用いられるが，証によっては五苓散や当帰四逆加呉茱萸生姜湯などが使用される．緊張型頭痛に対しては，葛根湯，釣藤散がよく用いられ，随伴症状によっては桂枝人参湯が有効である．
4. 漢方医学は，頭痛の治療においても基本的には「証」を重視した患者の病態把握をし，漢方薬を選択していく．西洋医学で学んできたわれわれにとって，「証」から病態をとらえ治療することに慣れていないが，治療成績の向上には今後「証」を考慮した漢方治療の経験を要するものと思われる．

代表的漢方処方

1．呉茱萸湯	2．葛根湯
3．釣藤散	4．桂枝人参湯

頭痛の原因

- 頭痛の治療にあたってはその原因病態を把握することが重要である．頭痛の原因には，頭蓋内疾患だけに限らず種々の病態が含まれる．2004年国際頭痛分類第2版[1)]によれば**表28**のごとく，従来機能性頭痛といわれたものが**一次性頭痛**として分類され，片頭痛，緊張型頭痛，群発頭痛などが含まれている．これらが頭痛の約80％以上を占める．さらに，**二次性頭痛**としては従来症候性頭痛といわれたもので，外傷，血管障害，腫瘍，感染症などの器質的障害による頭痛が含まれる．その他，**第3の分類**として頭部神経痛，顔面痛やその他の頭痛を含んだものとしている．
- 痛みは，頭蓋内では脳実質やくも膜に痛みを感じないが，硬膜，太い動脈，太い静脈，静脈洞で痛みを感じるといわれる．頭痛の原因としては，頭蓋内外の血管拡張，頭蓋筋の持続的収縮，頭蓋内腫瘍などによる髄液圧亢進，あるいは髄液圧低下による動脈，硬膜，脳神経などの牽引，副鼻腔炎や歯槽膿漏などの炎症の波及があげら

表28　国際頭痛分類第2版（2004）

第1部：一次性頭痛（機能性頭痛）	
1	片頭痛
2	緊張型頭痛
3	群発頭痛およびその他の三叉神経・自律神経性頭痛
4	その他の一次性頭痛
第2部：二次性頭痛（症候性頭痛）	
5	頭頸部外傷による頭痛
6	頭頸部血管障害による頭痛
7	非血管性頭蓋内疾患による頭痛
8	物質またはその離脱による頭痛
9	感染症による頭痛
10	ホメオスターシスの障害による頭痛
11	頭蓋骨，頸，眼，耳，鼻，副鼻腔，歯，口あるいはその他の顔面・頭蓋の構成組織の障害に起因する頭痛あるいは顔面痛
12	精神疾患による頭痛
第3部：頭部神経痛，中枢性・一次性顔面痛およびその他の頭痛	
13	頭部神経痛および中枢性顔面痛
14	その他の頭痛，頭部神経痛，中枢性あるいは原発性顔面痛

れる．

◤**頭痛の発生病理**は漢方医学的に考慮すると，気，血，水の病態からその原因が解析できる[2]．**第1**に気の異常によって頭痛が起こる．すなわち，気の異常によってのぼせ，いらいらなどの気逆，気滞により，腹部の臍の辺りから不快感がこみあげ，突き上げるような感じがあり，これが頭に及んで頭痛が生じるといわれる．**第2**に瘀血にともなう頭痛である．特に，女性の月経周期に合わせて生じる頭痛に関連する．**第3**に水毒による頭痛で，めまいや嘔気をともないやすく，寒証が加わり，手足が冷えることもある．この他，頭痛の原因病態の解析にあたっては，気，血，水，以外に陰陽，虚実にも着目した隋証の検討が重要である[2]．

頭痛の診療指針

◤頭痛の外来診療において重要なことは，まず生命の危険をもたらすくも膜下出血，脳出血，脳腫瘍などの器質的脳障害を見逃すことなく鑑別することにある．そのためにはCT，MRなど西洋医学的検索を要する．二次性頭痛（症候性頭痛）を引き起こす器質的疾患が発見されれば，ただちに西洋医学的治療が行われる．

◤さらに，種々の頭痛の鑑別診断をしていくために詳細な問診を行う．一方，一次性頭痛（機能性頭痛）と診断されれば内服治療が主体となる．基本的に急性頭痛，または一過性頭痛は西洋薬を用いる．

◤慢性頭痛に対しては西洋薬を用いることもあるが，漢方薬が良い適応となる．一次性頭痛は，片頭痛と緊張型頭痛がその大部分を占め，それぞれの疾患についての治療を中心に述べる．これまで漢方薬を用いた頭痛の治療効果については症例報告が多いが，その中で症例数の多いおもな検討結果について報告する（**表 31**）．

表 29　前兆のない片頭痛の診断基準

A．B～Dを満たす頭痛発作が5回以上ある
B．頭痛の持続時間は4～72時間（未治療もしくは治療が無効の場合）
C．頭痛は以下の特徴の少なくとも2項目を満たす
1．片側性
2．拍動性
3．中等度～重度の頭痛
4．日常的な動作（歩行や階段昇降などの）により頭痛が増悪する，あるいは頭痛のために日常的な動作を避ける．
D．頭痛発作中に少なくとも以下の1項目を満たす
1．悪心または嘔吐（あるいはその両方）
2．光過敏および音過敏
E．その他の疾患によらない

片頭痛

◤片頭痛の診断は，国際頭痛分類第2版[1]の基準（**表 29**）によれば，頭痛発作は5回以上繰り返し起こり，発作は4～72時間持続する．片側性，拍動性の頭痛で，痛みは中等度～重度の強さであり，日常的な動作により頭痛が増悪することが特徴的で，随伴症状として悪心や光過敏・音過敏をともなうと解説されている．

◤しかし，間中によると前兆のない片頭痛（普通型片頭痛）でも肩こりは75%の人にあり，両側性頭痛が40%，非拍動性が50%にあり，緊張型頭痛との鑑別が困難な場合もある．頭痛の漢方治療においては，両者の鑑別診断に基づいた治療よりも，患者の隋証を重視した治療によって効果をあげることも多い．

① 急性期片頭痛治療

◤片頭痛急性期治療は，現在一般にトリプタン製剤を第一選択薬として使用しており，漢方薬の適応は少ない．しかし，トリプタン製剤の有効率も約70%にとどまり，副作用の出現する場合もある．このことから急性期片頭痛でも，漢方薬を使用することもある．

② 慢性期片頭痛の漢方治療（表 30，31）

呉茱萸湯（表 30，31）　第一選択薬

構成生薬：呉茱萸，人参，生姜，大棗

◤片頭痛は，漢方医学的には陰証，かつ虚証で，

表 30　慢性頭痛に対する漢方薬の選択基準

1．慢性片頭痛
- ●第一選択薬　→　→　→　呉茱萸湯
- ●第一選択薬が無効の場合
  - 口渇，尿量減少，めまいをともなう　→　五苓散
  - 冷えの要素が強い場合　→　当帰四逆加呉茱萸湯
  - 胃腸虚弱，易疲労をともなう　→　桂枝人参湯
  - 胃腸虚弱，低血圧傾向，めまいをともなう　→　半夏白朮天麻湯

2．慢性緊張型頭痛
- ●第一選択薬
  - →　葛根湯――肩こりがあって，陽証・実証で使用
  - →　釣藤散――中年以上の高齢で，高血圧，陽証・虚証で使用
- ●第一選択薬が無効の場合
  - やせ型，軟便傾向の場合　→　桂枝人参湯
  - 肥満傾向，便秘傾向，冷えがある場合　→　呉茱萸湯

3．その他，随伴症状をともなった慢性頭痛
- ●抑うつ，心因性頭痛
  - →　抑肝散，抑肝散加陳皮半夏
- ●高血圧をともなう頭痛
  - がっちりした体格，便秘傾向の場合　→　大柴胡湯
  - のぼせ，顔面紅潮をともなう　→　黄連解毒湯
- ●冷え性，月経関連症状をともなう頭痛
  - →　当帰四逆湯，当帰四逆加呉茱萸生姜湯
- ●胃腸障害をともなう頭痛
  - 消化器症状，心窩部がつかえる症状がある場合　→　半夏瀉心湯

表 31　慢性頭痛に対する漢方治療のおもな報告

報告者	発表年	診　断	漢方薬	症例数	有効率
兼子ら[3]	1981	片頭痛	呉茱萸湯	7	有効：4 例
谷岡ら[5]	1997	片頭痛	呉茱萸湯	8	有効：8 例
前田ら[6]	1998	血管性頭痛	呉茱萸湯	47	有効：61.7%
牛久保ら[4]	2001	片頭痛	呉茱萸湯	27	やや有効以上：56%
丸山[8]	2006	片頭痛	Ⅰ群：呉茱萸湯 Ⅱ群：ロメリジン	14	2 群間の比較試験： 呉茱萸湯がより有効
山本[11]	1995	緊張性頭痛	葛根湯	23	軽度有効以上：65%
藤本ら[12]	2001	緊張型頭痛	葛根湯＋抗不安剤	68	有効：92%
神尾ら[13]	2007	緊張型頭痛	葛根湯	25	有効：84%
		緊張型頭痛	釣藤散	32	有効：53.1%
高田[14]	1998	緊張型頭痛	釣藤散	20	有効：70%
小林ら[15]	1998	緊張型頭痛	釣藤散	85	有効：43.8%
田中ら[16]	2004	緊張型頭痛 緊張型頭痛	Ⅰ群：釣藤散 Ⅱ群：西洋薬	280 155	 有効：両群 60～70% （65 歳以上の女性：釣藤散がより有効）
赤嶺ら[18]	2000	緊張性頭痛	呉茱萸湯	30	有効：76.7%
松本ら[17]	1995	慢性頭痛	釣藤散 桂枝人参湯	15 18	やや有効以上：46.7% やや有効以上：66.7%
関ら[19]	1993	慢性頭痛	呉茱萸湯 桂枝人参湯	44 44	やや有効以上：79.5% やや有効以上：61.4%

気逆の徴候としてとらえられ，脾虚，裏寒をともなうとされている．漢方薬の第一選択として呉茱萸湯が用いられ，保険適応にもなっている．呉茱萸湯は多くの施設で用いられ，その有効性が多数報告されている．

◤呉茱萸湯の薬理作用は一過性の血圧上昇，呼吸運動増加，脳血流の増加，体温上昇，子宮収縮作用，カルシウム拮抗作用，鎮痛作用などがあるといわれている．次に，片頭痛に対する呉茱萸湯の治療効果に関するおもな報告（**表 31**）について述べる．

◤兼子ら[3]は，慢性頭痛 23 例のうち 7 例の片頭痛を対象に呉茱萸湯を投与した結果，4 例に有効であったと報告し，牛久保ら[4]は 27 例の片頭痛に投与した結果，やや有効以上が 15 例（56%）であった．谷岡ら[5]は，12 人の片頭痛のうち 8 例に呉茱萸湯を投与し全例有効であったとしている．

◤前田ら[6]は，慢性頭痛 147 例に対し呉茱萸湯で治療した結果，血管性頭痛の 47 例では 61.7% に有効であったと報告している．

◤花輪ら[7]は多施設無作為化二重盲検プラセボ対照比較試験により呉茱萸湯の有効性を認めた．

◤一方，丸山[8]は，14 例の片頭痛を無作為に 2 群に分けて，呉茱萸湯と塩酸ロメリジン（西洋薬）をクロスオーバー試験により両薬を比較検討し，発作回数，発作時の頭痛強度などから呉茱萸湯がより有効であったと報告した．

◤第一選択薬が無効の場合（**表 30**）は随証を考慮した漢方薬を選択する．

→五苓散，桂枝人参湯，当帰四逆加呉茱萸生姜湯，半夏白朮天麻湯

◤寺澤[9]は，口渇，尿量減少，めまいをともなう場合は五苓散を選択するよう薦めている．五苓散は炎天下で大量の発汗をし，冷水を多量に飲んだ後に頭痛をみた場合や二日酔いの時の頭痛に有効である．

◤胃腸が虚弱で，易疲労をともなうものは桂枝人参湯を推奨している[9]．

◤冷えの要素が強い片頭痛は当帰四逆加呉茱萸生姜湯がしばしば著効する[10]．

表 32　緊張型頭痛の共通の特徴

A．以下の B，C を満たす頭痛
B．頭痛の特徴として以下の 2 項目以上がある
1．圧迫感〜締め付けるような非拍動性
2．軽度〜中等度の頭痛で生活活動はさまたげられるが中止するほどでない
3．両側性
4．日常の労作で増悪しない
C．以下の 2 項目を満たす
1．悪心，嘔吐はともなわない（食欲低下はあってもよい）
2．光過敏，音過敏のうち 2 つ以上を示すことはない

◤胃腸虚弱で，低血圧傾向，めまいをともなうことが多い例では，半夏白朮天麻湯を選択する[9]．

緊張型頭痛（表 32）

◤緊張型頭痛は頭痛の中でもっとも多く，頭痛の約 70% を占める．後頭頭頂部のしめつけられるような痛み，圧迫感，重い痛みで，肩こりをともなうなどの特徴を示す．

① 緊張型頭痛の定義と発生病態

◤緊張型頭痛は 1988 年の頭痛の国際分類で新設され，**表 32** に示すごとく定義されている．緊張型頭痛の発生機序は，精神的肉体的ストレスや同一姿勢の長時間操作などが原因になり，頭頸部や肩，背部の筋肉の緊張が高まり，その部位の微小循環が障害され老廃物が蓄積し，乳酸，ピルビン酸などの疼痛物質が遊離される．これによってその内部を走る後頭神経が刺激され痛みを生じると言われる．

② 治療法

◤緊張型頭痛の原因には種々なものがあり，それぞれに対応した治療が重要である．まず治療の基本として，日常生活および環境に関する指導を第一に行われるべきである．すなわち，具体的に心理社会的ストレス，不安に対する治療，うつむき姿勢に代表される姿勢の矯正や枕の選定，あるいは適度な運動などの指導を行う．

◤薬物療法として，西洋薬はストレスや筋緊張を和らげる目的でエチゾラムや筋緊張緩和剤と NSAID（鎮痛剤）を用いることが多い．西洋

薬では短期間の投与が可能であっても，長期の投与では副作用が出現することが多い．また，西洋薬の無効例にも漢方薬が有効であることが多く，慢性頭痛に対しては漢方療法が良い適応と考える．漢方処方にあたっては，頭痛の引き金になった要因が，過労，冷え，のぼせ，精神緊張などのいずれによるものかを検討し，処方決定の参考とする．

③ 緊張型頭痛の漢方治療（表 30，31）

葛根湯（表 30，31） 第一選択薬

構成生薬： 葛根，大棗，麻黄，甘草，桂皮，芍薬，生姜

釣藤散（表 30，31） 第一選択薬

構成生薬： 釣藤鈎，陳皮，半夏，麦門冬，茯苓，人参，菊花，防風，甘草，石膏，生姜

- 緊張型頭痛に対する第一選択薬としては葛根湯，または釣藤散を用いる．葛根湯は，肩こりがあって，体質的に虚弱でない陽証・実証の場合使用する．釣藤散は，陽証・虚証で中年以上の高齢者で，高血圧傾向であり，頭重感に近い頭痛で用いる．これまでのおもな報告例（**表 31**）を示す．
- 山本[11]は，抗不安薬の投薬で効果が不十分であった慢性緊張性頭痛患者 23 例に葛根湯を投与し，軽度有効以上が 65％であったと報告した．
- 藤本ら[12]は，68 例の緊張型頭痛に対し葛根湯と抗不安剤（デパス）の併用により，治療 2 週後には 92％に有効であったと述べている．
- 神尾ら[13]は，72 例の緊張型頭痛に対し葛根湯，釣藤散，半夏白朮天麻湯の 3 つの各漢方薬を用いた多施設臨床試験結果を報告している．葛根湯単独使用例の 25 例では 84％に頭痛の改善が見られ有効で，中間証～実証で有効であった．釣藤散単独使用例の 32 例では 53.1％に有効であった．
- 高田[14]は，62～85 歳の緊張型頭痛の 20 例に釣藤散を投与し，8 週後で有効以上の効果を示したものが 70％であった．
- 小林ら[15]は，緊張型頭痛 85 例のうち 60 歳以上では釣藤散が 43.8％で有効であった．
- 田中ら[16]は，緊張型頭痛 435 例を対象に釣藤散投与群（280 例）と西洋薬投与群（塩酸エペリゾン，ロキソプロフェン，エチゾラムの併用の 155 例）の 2 群で治療効果を比較した．両群で 60～70％に頭痛および随伴症状の改善をみたが，65 歳以上の女性に限ると，釣藤散投与群のほうが著効率が高く，一方，西洋薬では副作用を多く認めた．

慢性緊張型頭痛に対する葛根湯使用例

症例 1　60 代，女性：緊張型頭痛

2 週間前より慢性の緊張型頭痛が続いていた．頭痛の強さは 5 段階（G5，4，3，2，1）に分類したうちの G3（仕事はしているが，ほとんど常に後頭部の鈍痛やつまる感じがある）を示した．さらに，首のこりや肩こりも常に強く合併してみられた．

既往歴：高血圧，リウマチ性関節炎
合併症：変形性頸椎症
頭部 CT：正常
漢方的所見：
　虚実スコア：中間証
　体格：肥満，顔色：普通，気力体力：普通
　瘀血：なし，冷え：あり，汗：かいていない
　食欲：普通，便通：便秘がち，便硬い
治療：葛根湯 7.5 g，分 3 の投薬を 4 週間単独療法を行った．
結果：4 週後には頭痛は，G3 から G1（後頭部の鈍痛やつまる感じをほとんど感じない）に著明に改善し，同様に首のこり，肩こりも G1 へ著明改善した．しかし，明らかな副作用としての自覚的症状もなく，投薬前後の血液生化学的検査でも異常を認めなかった．以上のことから，本例に対して葛根湯はかなり有用性が高かったと判定された．

慢性緊張型頭痛に対する釣藤散使用例

症例2　70代，女性：緊張型頭痛

約1年前より慢性的にときどき頭痛がみられた．今回の頭痛の程度はG4（仕事は行っているが，頭痛が強く仕事は休み休み行っている）で，首のこり，肩こりもG4であった．

既往歴：C型肝炎

合併症：変形性頸椎症

頭部CT：正常

漢方的所見：

　虚実スコア：中間証

　体格：普通，顔色：普通，気力体力：低下

　瘀血：あり，冷え：あり，汗：汗ばんでいる

　食欲：普通，便通：便秘がち，便硬い

治療：釣藤散7.5 g，分3の単独投薬を4週間行った．

結果：4週後には頭痛はG4からG1へと消失し，首のこり，肩こりはいずれもG4からG2（軽度の頭痛）へと改善した．自覚的副作用はなく，血液生化学的検査でも異常はなかった．本例に対し釣藤散はかなり有用であった．

桂枝人参湯（表30，31）

構成生薬：桂枝，甘草，蒼朮，人参，乾姜

呉茱萸湯（表30，31）

構成生薬：呉茱萸，人参，生姜，大棗

◤松本ら[17]は，緊張型頭痛11例を含む慢性頭痛33例に桂枝人参湯，または釣藤散を投与し有効性を比較した．桂枝人参湯投与群18例ではやや有効以上が66.7%であったのに対し，釣藤散投与群15例ではやや有効以上が46.7%であったと述べた．

◤赤嶺ら[18]は，緊張性頭痛30例に対し呉茱萸湯を投与し23例（76.7%）に有効であったと報告した．

◤関ら[19]は，筋収縮性頭痛81例を含む88例の慢性頭痛を封筒法により呉茱萸湯群44例，桂枝人参湯群44例の2群でその効果を比較した．軽度改善以上は，呉茱萸湯群で79.5%，桂枝人参湯群で61.4%であったが両群間で有意差はなかった．呉茱萸湯は肥満傾向，便秘がちで足冷えのある症例で有効例が多かったが，桂枝人参湯ではやせ型で，軟便傾向の症例で有効例が多い傾向を示した．

その他の頭痛

◤頭痛にともなう随伴症状，「証」によって漢方薬の有効性が異なる．随伴症状をともなう頭痛に対する漢方治療のまとまった症例の報告は少ないが，それぞれについて簡単に述べる．

① 抑うつ・心因性頭痛

→抑肝散，抑肝散加陳皮半夏

◤イライラしやすい，神経過敏症，怒りっぽいなどの症状をともなっている場合は，抑肝散，抑肝散加陳皮半夏などが有効である．

② 高血圧をともなう頭痛

→黄連解毒湯

◤がっちりした体格で，便秘がちであれば大柴胡湯を，のぼせ，顔面紅潮傾向であれば黄連解毒湯を用いる．

③ 冷え症・月経関連症状にともなう頭痛

→当帰四逆湯，当帰四逆加呉茱萸生姜湯，当帰芍薬散，桂枝茯苓丸

◤慢性頭痛は女性に多く，女性では冷え症・月経関連症状にともなう頭痛が非常に多い．

◤冷えの程度が強く，腹痛をともなう場合は当帰四逆湯，当帰四逆加呉茱萸生姜湯が適応で，これにめまい，むくみをともなうときは当帰芍薬散を，冷えに瘀血をともなう場合は桂枝茯苓丸を使用する．

④ 胃腸障害をともなう頭痛

→半夏瀉心湯

◤漢方治療では自己治癒機転を活性化するために，どのような病気でも胃腸の働きを整えることが重要とされる．悪心，嘔吐，下痢などの消化器症状があり，心窩部がつかえる症状がある場合は半夏瀉心湯の適応である．

文　献

1) 国際頭痛分類第2版日本版：日本頭痛学会誌（日本頭痛学会新国際頭痛分類普及委員会編），日本頭痛学会，神奈川，p1-188，2004
2) 丸山哲弘：頭痛．漢方内科学（水野修一編），p526-542，メディカルユーコン，京都，2007
3) 兼子忠延，高橋　聡，筆田廣登，他：慢性頭痛（主として片頭痛型血管性頭痛）に対する呉茱萸湯の使用経験．診療と新薬 16：1519-1522，1981
4) 牛久保行男，上田守三，鮫島寛次：脳神経外科外来における頭痛の漢方治療．痛みと漢方 11：27-30，2001
5) 谷岡富美男，後藤康之：慢性頭痛患者の漢方治療の検討．痛みと漢方 7：73-76，1977
6) 前田浩治，宮城　敦，菅原武仁：慢性頭痛に対する呉茱萸湯の効果．漢方医学 22：19-23，1998
7) 花輪壽彦，他：慢性頭痛のガイドライン（日本頭痛学会編），p33-34，医学書院，東京，2005
8) 丸山哲弘：片頭痛予防における呉茱萸湯の有用性に関する研究―塩酸ロメリジンとのオープン・クロスオーバー試験―．痛みと漢方 16：30-39，2006
9) 寺澤捷年：精神神経系，2．常習頭痛．日本医師会雑誌臨時増刊 108：120-122，漢方治療の ABC（松田邦夫・稲木一元・佐藤弘編），日本医師会，1992
10) 杵渕　彰：常習頭痛．Modern Physician 21：781-782，2001
11) 山本光利：肩頸部のこりに起因する慢性緊張性頭痛に対する葛根湯の臨床効果．臨床と研究 72：2085-2088，1995
12) 藤本　司，佐藤知樹，佐藤隆一，他：葛根湯と生活指導による緊張型頭痛の治療．痛みと漢方 11：9-13，2001
13) 神尾正巳，他（日本脳神経外科漢方医学会）：緊張型頭痛に対する漢方薬の多施設臨床試験結果報告―葛根湯，釣藤散，半夏白朮天麻湯―．脳神経外科と漢方講演記録集Ⅱ：138-144，2007
14) 高田　理：慢性緊張型頭痛に対する釣藤散の有効性について．漢方医学 22：121-124，1998
15) 小林　薫，斉藤芳雄：高齢者の慢性疼痛に対する漢方治療の検討．第14回臨床東洋医学研究会講演記録集 14：29-32，1998
16) 田中俊英，長谷川譲，神吉利典，他：釣藤散と西洋薬による慢性緊張型頭痛に対する臨床効果の比較．痛みと漢方 14：31-35，2004
17) 松本博之，柏木　基，松谷　学，他：慢性頭痛に対する桂枝人参湯と釣藤散の有用性に関する研究．臨床と研究 72：1299-1303，1995
18) 赤嶺真理子，兵頭靖博，芦原　睦，他：緊張型頭痛に対する呉茱萸湯の有用性．日本東洋心身医学研究 15：36-38，2000
19) 関　久友，沖田　直，高瀬貞夫，他：慢性頭痛に対する呉茱萸湯の効果，封筒法による桂枝人参湯との比較．Pharma Medica 12：288-291，1993

JCOPY 88002-686

その10 三叉神経痛

要点：

1 三叉神経痛とは，顔面片側の三叉神経支配領域に繰り返し起こる激しい痛みで，原因不明の特発性と原因疾患のある症候性三叉神経痛に分類される．

2 特発性三叉神経痛の治療は，第一選択として西洋医学的にカルバマゼピンを投薬するのが一般的である．

3 カルバマゼピンなどの西洋薬によって痛みのコントロールが困難であるか，または副作用によって治療の継続が困難な場合は漢方薬の併用治療の意義があり，その有用性が報告されている．

4 三叉神経痛に対する漢方薬としては，五苓散，柴胡桂枝湯，桂枝加朮附湯がよく用いられ，このほか小柴胡湯・桂枝加芍薬湯の併用治療，柴苓湯なども試みられている．

代表的漢方処方	
1．五苓散	2．柴胡桂枝湯
3．桂枝加朮附湯	

病　　態

◤三叉神経痛とは，顔面片側の三叉神経支配領域に突然繰り返し起こる激しい痛みである．通常，痛みは一側性で，2〜10秒程度の持続で消失する．原因不明の特発性と原因疾患によって起こる症候性三叉神経痛とに分類される．症候性の原因疾患には，腫瘍，外傷，炎症，多発性硬化症などがある．三叉神経痛は50歳以降の女性に発症することが多い．痛みの部位は，三叉神経第2枝，第3枝領域にもっとも多く，第1枝領域のみにみられることはまれである．この顔面の特定部位（誘発部位）に軽く触れるだけで三叉神経痛が誘発されることが多い．

一般的治療指針

◤症候性三叉神経痛に対してはまず原疾患の治療を行い，痛みが残れば薬物療法を考慮する．特発性三叉神経痛の治療は，一般に第一選択として西洋薬のカルバマゼピンを用いて痛みのコントロールをする．西洋薬によって痛みのコントロールが困難であるか，または副作用によって治療の継続が困難な場合は漢方薬の併用，または漢方薬の単独療法を試みる．さらに，痛みの状況によっては神経ブロック，あるいは手術（微小血管減圧術）が行われる．

漢方薬による治療（表33）

◤通常，三叉神経痛に対し漢方薬単独治療では軽症例を除いてはコントロール困難なことが多い．カルバマゼピンで痛みのコントロールが困難，または不十分の場合に漢方薬の併用治療により効果が得られ，その有用性が報告されている．

◤三叉神経痛に対する漢方薬として，五苓散，柴胡桂枝湯，桂枝加朮附湯がよく用いられている．このほか，小柴胡湯・桂枝加芍薬湯の併用，柴苓湯や隋証を考慮した治療が試みられている．一般に神経痛に罹患する人は陽証より陰証のほうが多く，実証より虚証のほうが多いといわれている．

表 33　三叉神経痛に対するおもな漢方治療の報告

報告者	発表年	診　断	漢方薬	併用薬	症例数	有効率
里村ら[2]	1985	特発性三叉神経痛	五苓散	カルバマゼピン	17	35.3% （著効 2，有効 4）
森本ら[1]	1994	特発性三叉神経痛	五苓散	カルバマゼピン	36	47.2%
神田[3]	1994	特発性三叉神経痛	五苓散	−	3	有効
伊藤ら[7]	1988	特発性三叉神経痛	桂枝加朮附湯 修治ブシ末		13	3：著効 10：有効
森下[5]	1991	特発性三叉神経痛	柴胡桂枝湯	カルバマゼピン	3	有効
岡田ら[4]	1996	特発性三叉神経痛	柴胡桂枝湯	カルバマゼピン 神経ブロック	10	7：著効 2：有効
森本ら[1]	1994	特発性三叉神経痛	柴苓湯	カルバマゼピン	26	53.8% （著効 6，有効 8）
大野ら[6]	1995	特発性三叉神経痛	小柴胡湯・ 桂枝加芍薬湯	カルバマゼピン	19	15：有効

五苓散　第一選択薬

構成生薬：沢瀉，茯苓，猪苓，蒼朮，桂皮

- 五苓散は，頭部や顔面の発作的な激しい痛みに対し古くから頻用されている．五苓散の証は，口渇があって，尿量が少ない水滞の病態とされるが，水滞のない三叉神経痛に対しても五苓散が有効とされる．三叉神経痛に対する五苓散の有効率は 30〜50% と報告されている．しかし激しい痛みに対しては，五苓散単独治療だけでは困難な場合が多く，カルバマゼピンや神経ブロックの併用が行われている．
- 森本ら[1]は，カルバマゼピン内服中の特発性三叉神経痛患者 36 例を対象として五苓散エキス（7.5 g/日）を 4 週間連続投与した結果，改善以上の有効率が 47.2% であったとし，visual analogue scale の平均値の変化では，治療前が 8.3±0.3 から治療後 3.1±0.5 へと著明に改善したと報告している．里村ら[2]は，カルバマゼピン内服中の三叉神経痛患者 17 例に五苓散エキス（7.5 g/日）を 2 週間以上投与した結果，有効率は 35.3% で，カルバマゼピンを中止できた著効例が 2 例，半量以下に減量できた有効例が 4 例であったとしている．
- 神田[3]は，激しい痛みを訴えた三叉神経痛患者 3 例に 1 週間の五苓散単独治療で，痛みが完全消失，または非常に軽くなり，その後も不定期の内服で再発がなかった症例を報告している．この 3 例のうちの 2 例は，カルバマゼピンで副作用があり，他の 1 例は神経ブロック後の痛みの再発例であった．

柴苓湯

構成生薬：柴胡，沢瀉，半夏，蒼朮，大棗，猪苓，人参，茯苓，甘草，桂皮，生姜

- 森本ら[1]は，カルバマゼピン内服中の特発性三叉神経痛患者 26 例を対象として，柴苓湯エキス（9.0 g/日）を 4 週間連続投与し，その結果著明改善 6 例，改善 8 例で，改善以上の有効率は 53.8% であった．visual analogue scale でも治療前 8.3±0.3 から治療後 0.8±0.2 へと著明に改善し，対象とした 26 例中 10 例はカルバマゼピン投与量を減量できたとしている．

柴胡桂枝湯

構成生薬：柴胡，半夏，黄芩，甘草，桂皮，芍薬，大棗，人参，生姜

- 柴胡桂枝湯はてんかんに有用であることから，カルバマゼピン類似の作用を期待して三叉神経痛に対し用いられてきた．三叉神経痛に対する柴胡桂枝湯の有効率は五苓散より高いという報告がある．

岡田ら[4]は，カルバマゼピンや手術療法で痛みのコントロール困難な三叉神経痛患者10例に対し，神経ブロックに加えて柴胡桂枝湯エキス（7.5 g/日）を4週間投与した．その結果，カルバマゼピンを中止しても痛みが著効した例が7例，カルバマゼピンを減量しても痛みを軽減し有効であった例が2例に認められたとしている．

森下[5]はカルバマゼピン内服で痛みのコントロールが困難であった3例の三叉神経痛患者に柴胡桂枝湯を使用した結果は，有効でカルバマゼピンの減量も可能になったと報告した．

小柴胡湯合桂枝加芍薬湯

構成生薬： 小柴胡湯（柴胡，半夏，黄芩，甘草，大棗，人参，生姜），桂枝加芍薬湯（甘草，桂皮，芍薬，大棗，生姜）

柴胡桂枝湯の代わりにエキス製剤として使用する場合，小柴胡湯・桂枝加芍薬湯併用のほうがより抗けいれん作用が強い可能性があることから三叉神経痛にも用いられている．

大野ら[6]は三叉神経痛患者34例に小柴胡湯エキス（5 g/日）と桂枝加芍薬湯エキス（5 g/日）を2週間投与し検討している．治療開始時すでにカルバマゼピンを服用していた19例のうち，15例で痛みの消失，または軽減が得られ，そのうちの11例ではカルバマゼピンの減量が可能となったとして有効性を示した．

桂枝加朮附湯

構成生薬： 甘草，桂皮，芍薬，大棗，生姜，蒼朮，附子

痛みが冷えによって増悪したり，温めると軽減する三叉神経痛に対しては，桂枝加朮附湯のような附子を含む方剤が適応となる．さらに，附子の温めながら痛みを取り除く効能を期待して，桂枝加朮附湯のような附子を含む方剤にさらに修治ブシ末を加味することも有効である．伊藤ら[7]は，桂枝加朮附湯使用中の13例に修治ブシ末を追加投与し鎮痛効果に有用であったと述べている．

文　献

1) 森本昌宏，森本悦司，森本眞美，他：ペインクリニック疾患とその治療 XIV—特発性三叉神経痛患者に対する五苓散および柴苓湯エキス顆粒の臨床効果—．東洋医学とペインクリニック 24：7-10，1994
2) 里村　敬，島田雅子，久世照五，他：三叉神経痛への五苓散投与の試み．和漢医薬雑誌 2：582-583，1985
3) 神田史大：三叉神経痛に五苓散は有効か？—興味ある3症例—．痛みと漢方 4：24-27，1994
4) 岡田まゆみ，吉川秀康，大野健次：三叉神経痛に対する柴胡桂枝湯の使用経験．痛みと漢方 6：61-64，1996
5) 森下孝仁：三叉神経痛に対する柴胡桂枝湯の効果．痛みと漢方 1：38-40，1991
6) 大野健次，延原弘明：三叉神経痛に対する小柴胡湯・桂枝加芍薬湯併用療法の効果．日本東洋医学雑誌 46：55-61，1995
7) 伊藤樹史，須田高之，立原弘章，他：ペインクリニックにおける修治附子末の応用．痛みと漢方 8：3-8，1988

その11　帯状疱疹後神経痛

要点：

1. 帯状疱疹後神経痛は持続する灼熱痛およびうずく痛みといわれ，ペインクリニックによる西洋医学的治療によっても頭を悩ます治療困難な疾患である．
2. 帯状疱疹後神経痛は西洋医学的な各種の治療が行われているが，その成績は満足のいくものではないのが現状である．漢方治療は除痛のみならず全身状態を改善することによってQOLの向上にもつながる意義を持っている．
3. 帯状疱疹後神経痛に使用される代表的漢方薬として柴苓湯，桂枝加朮附湯，補中益気湯の3方剤があげられる．これらの方剤を，随証を考慮して選択すればより有効性が期待される．

代表的漢方処方

1．柴苓湯　　2．桂枝加朮附湯
3．補中益気湯

病　態

- 帯状疱疹の発生機序は，加齢などにともない水痘帯状疱疹ウイルスに対する細胞性免疫能が低下することから，帯状疱疹および帯状疱疹後神経痛の発生率と重症度は上昇する．帯状疱疹症例の約20%は三叉神経を侵すとされ，眼部帯状疱疹と呼ばれる．急性期帯状疱疹の疼痛は通常発症後2〜4週間後には改善するが，患者の約10%は水疱性皮疹の治療後も長期にわたり疼痛が皮膚分節の領域に持続する．これを帯状疱疹後神経痛と呼んでいる．60歳以上の高齢者や糖尿病患者に多く，部位的には三叉神経第Ⅰ枝の眼神経の帯状疱疹後に比較的多い．
- 一般的に帯状疱疹後神経痛は持続する灼熱痛およびうずく痛みといわれている．帯状疱疹後神経痛はペインクリニックによる西洋医学的治療においても頭を悩ます治療困難な疾患である．

一般的治療

- 三叉神経痛に有効とされる薬剤は帯状疱疹後神経痛には効果が少ない．比較的有効とされる西洋薬として三環系抗うつ薬（アミトリプチリンなど）があるが，抗けいれん薬（バルプロ酸ナトリウム，カルバマゼピン）は三叉神経痛のようには効かない．
- 顔面，頭部の帯状疱疹後神経痛に対しては，星状神経節ブロックや三叉神経ブロックを行う．

漢方薬による治療

- 帯状疱疹後神経痛は西洋医学的に各種の治療が行われているが，その成績は満足のいくものではないのが現状である．帯状疱疹後神経痛は高齢者に多く，痛みに起因する不眠，食欲不振，うつ状態などがQOLの低下につながっている．漢方治療は除痛のみならず全身状態を改善することによってQOLの向上にもつながる意義を持っている．漢方薬は，患者の随証から大きくずれないように投与すれば，難治性神経痛であっても改善の可能性がでてくる．
- 帯状疱疹後神経痛に使用される代表的漢方薬として柴苓湯，桂枝加朮附湯，補中益気湯の3方剤があげられる．隋証からみたこれらの方剤の選択法として，陽証の場合は柴苓湯や補中益気湯のような柴胡剤が適応となる．陰証では桂枝加朮附湯が用いられる．水滞をともなう症例では，陽証で柴苓湯を，陰証は桂枝加朮附湯を選択する．一方，気虚をともなう症例では陽証で補中益気湯を，陰証では同じく桂枝加朮附湯を投与する．

柴苓湯

構成生薬：柴胡，沢瀉，半夏，蒼朮，大棗，猪苓，人参，茯苓，甘草，桂皮，生姜

◤吉井ら[1]は，51例（亜急性期症例26例，慢性期症例25例）の各種疼痛部位の帯状疱疹後神経痛を対象として柴苓湯エキス（9g/日）を4週間投与し検討した．有効率は亜急性期症例で69.2%，慢性期症例で60.0%であった．これらの結果は3ヵ月後でも有効率に変化はみられず，副作用は心窩部不快感を2例に認めたのみであった．

桂枝加朮附湯

構成生薬：甘草，桂皮，芍薬，大棗，生姜，蒼朮，附子

◤菅谷ら[2]は，発症後1ヵ月以上経過した帯状疱疹後神経痛患者57例を桂枝加朮附湯投与群27例と非投与群30例に分けて比較検討した．両群は神経ブロックを適時行いながら抗うつ薬を投与した．さらに投与群は桂枝加朮附湯エキス（7.5g/日）を2ヵ月間投与した．両群の有効度の比較では，桂枝加朮附湯投与群で有効以上が77.8%であったのに対し，非投与群での有効以上は46.7%で，桂枝加朮附湯はとくに副作用もなく，その有効性が示唆された．

補中益気湯

構成生薬：黄耆，蒼朮，人参，当帰，柴胡，陳皮，甘草，大棗，升麻，生姜

◤谷口ら[3]は，消炎鎮痛剤などによる痛みの治療を3ヵ月以上行ったにもかかわらず効果のなかった72例の帯状疱疹後神経痛を対象とし，これらのうち無作為に64例に対し補中益気湯エキス（7.5g/日）を12週間投与の投与群と他の8例を非投与の対照群に分けて検討した．投与前後のvisual analogue scale（VAS）による痛みの評価では，投与群では投与前が5.8±1.6から投与後は2.1±1.3へと有意に改善した．補中益気湯投与により鎮痛効果が得られたものは87.5%で高かったとしている．対照群のVASは試験開始時5.2±1.4から12週後でも4.9±1.9で有意な変化を示さなかった．

抑肝散

構成生薬：蒼朮，茯苓，川芎，釣藤鈎，当帰，柴胡，甘草

◤最近の田島，光畑らの報告によれば，難治性の帯状疱疹後神経痛に対し三環系抗うつ薬（トリプタノール10〜20mg/日，またはトフラニール10〜20mg/日）と抑肝散との併用治療が有効であったと述べている．三環系抗うつ薬はセロトニンやノルアドレナリンなどのモノアミントランスポーターを抑制することにより鎮痛効果が得られるとし，抑肝散はセロトニンの合成促進により鎮痛効果が発現するといわれている．

文　献

1）吉井信夫，牛久保行男，山田　史：帯状疱疹後神経痛に対する柴苓湯の効果．痛みと漢方 3：41-44，1993
2）菅谷壮男，大竹哲也，石倉秀昭：帯状疱疹後神経痛に対する桂枝加朮附湯の効果．ペインクリニック 12：70-72，1991
3）谷口彰治，寺井岳三，幸野　健，他：帯状疱疹後神経痛に対する補中益気湯の効果．皮膚臨床 41：601-603，1999
4）田島圭子，川越いづみ，金井優典，光畑裕正：帯状疱疹後神経痛の症状緩和に抑肝散が有効であった2症例．第21回日本疼痛漢方研究会講演要旨集 2008，p9

その12 めまい

要点：

1. めまいには回転性めまい，浮動性，または動揺性めまい，たちくらみなどの種々の訴えがあり，その原因は内耳性耳鼻科疾患，中枢性疾患，頸性，心因性など広範囲にわたる．
2. その治療にあたっては，まず十分な問診を含めた西洋医学的他覚的検査による鑑別診断が重要である．特に，生命に危険をおよぼす可能性のある中枢性疾患に対しては，早急な診断のもとにただちに西洋医学的治療を行う．
3. 一般に，急性期のめまいの激しい時期は，西洋薬を中心とした治療を行う．
4. めまいが落ち着いてきた時期や慢性期のめまい，繰り返し起こるめまいなどに対しては漢方薬が良い適応となる．
5. めまいに対する漢方治療もその病態が多岐にわたることから投与される漢方薬も種々の薬剤が使用されている．めまいに対しよく用いられている薬剤は，苓桂朮甘湯，半夏白朮天麻湯，真武湯，桂枝茯苓丸，半夏厚朴湯，五苓散などがあり，その病態に応じて投薬が選択されている．

代表的漢方処方

1．苓桂朮甘湯	2．半夏白朮天麻湯
3．桂枝茯苓丸	4．柴苓湯
5．柴胡加竜骨牡蛎湯	
6．釣藤散	

めまいの病態

◤めまいとは，自分の身体と周囲の空間や物体に対する相対的な位置感覚の異常感覚である．平衡維持のために必要な“入力系→中枢→出力系”のどこかで障害が起こればめまいは発生する．すなわち，前庭覚（半規管，耳石器），深部感覚（筋紡錘，腱紡錘），視覚などの情報がうまく入力されなくてもめまいが起こり，これらの情報が伝えられる中枢の障害でもめまいは起こる．さらに，出力系として体の位置，動きを調節する手足の筋肉や眼筋に情報が伝えられ体の平衡を維持しているが，ここに障害が起こってもめまいが起こる．

めまいを起こす原因疾患

◤中枢性疾患：脳幹，小脳の出血・梗塞，延髄外側症候群，椎骨脳底動脈循環不全，脳幹，小脳の腫瘍，急性小脳炎，脳幹脳炎，多発性硬化症

◤末梢性疾患（迷路・前庭神経疾患）：前庭神経炎，内耳炎（迷路炎），メニエール症候群，外傷，突発性難聴，良性発作性頭位めまい，聴神経腫瘍

◤頸性めまい：変形性頸椎症，頸部外傷，頸椎捻挫（外傷性頸部症候群）

◤一過性脳（全般）循環不全：（起立性）低血圧，血管迷走神経反応，高度の徐脈，不整脈

◤心因性めまい

◤更年期障害

◤薬物中毒

めまいに対する診療の進め方

◤めまいの原因は耳鼻科，脳神経外科，内科など多岐にわたるが，まずめまいの初診に当たって

重要なことは，生命に危険を及ぼす小脳・脳幹出血，脳梗塞，脳腫瘍や頭部外傷などの中枢性疾患を除外することにある．

- 頭部CTやMRIによって早急に鑑別し，中枢性疾患と診断されればただちに西洋医学的治療が進められる．
- さらに，その他のめまいの原因疾患の診断についても漢方治療の適応を決めるに当たって必要であり，下記の項目にしたがって診断をすすめ確定診断する．

めまいの診断にあたってのチェックポイント

① 問診

- めまいの性状（回転性か，自己動揺感か，ふらつきか，たちくらみか）
- 姿勢，頭位を一定位置にすると起こるか
- めまいの発症は急性か，緩徐か，めまいの持続は短時間か，長時間持続か
- 年齢は，高齢か，壮年，若年か
- 神経障害をともなっているか—難聴，耳鳴運動麻痺，言語障害，嚥下障害など

② 神経学的検査

③ 他覚的検査

- CT，MR，髄液検査，聴覚検査，眼振検査，聴性脳幹反応

漢方医学的にみためまいの原因

- 漢方医学的には，めまいの原因は，①気の異常によるもの，②水の異常によるもの，③食の異常によるものの3つに大別されるが，めまいはこれらの単一によることは少なく，大部分はこれらが複合して起こる．

気の異常

① 気うつ

- 気がうっ滞するもので，顔貌や表情が抑うつ的で暗く，表情に乏しい．神経症，心身症，自律神経失調症などに起こる病態で，理気剤が適応である．

② 気　逆

- 気が激しく上衝して頭部，顔面に異常を起こす．

水の異常

- 体液の偏在，または水代謝異常が推定される病態で，顔色が蒼白いものが多く，心下部に振水音，胃内停水，沈脈を示す．めまいは大部分が水の異常の水毒により起こり，特に，激しいめまいは水毒によるとされる．水毒には利水剤を用う．

食の異常

- 飲食物の摂取過多や，摂取した飲食物が体内に長時間停滞したために起こる病態で，腹部膨満や充満を起こす．消化管内停滞物の排出，解毒を図る薬を使用する．

めまいの治療

- めまいの治療は，めまいの原因疾患によって異なり，急性期では各種疾患に応じた西洋医学的治療，対症療法が主体となる．

めまいに対する急性期の対応

- 急性期の激しいめまい，悪心・嘔吐に対してまず下記の西洋医学的対症療法をおこなう．
- ①重曹水（メイロン）点滴静注，②低分子デキストラン点滴静注，③メトクロプラミド（プリンペラン注）の注射．これらの注射療法に併用して嘔吐がなければ内服療法を行う．内

服としては，メシル酸ベタヒスチン（メリスロン），塩酸ジフェニドール（セファドール），アデノシン三リン酸二ナトリウム（アデホスコーワ）を用いる．

めまいの漢方治療の適応

◤急性期の激しいめまいが落ち着いてきたら，漢方薬治療へ移行する．しかし，めまいの程度によっては西洋薬を併用する．反復するめまいや長期化しためまいに対しては漢方薬が適応となる．

◤漢方薬の適応となる疾患，病態としては，①難治性で，原因不明といわれるメニエール病，②循環障害（椎骨脳底動脈循環不全，慢性脳循環不全）によるめまい，③不安感，自律神経症状をともなうめまい，④心因性めまい，⑤更年期女性で不定愁訴をともなうめまい（更年期障害），⑥動揺病（特に乗り物酔い），⑦めまいに対し西洋薬の治療により胃腸障害，皮膚発疹などの副作用が出る場合などがあげられる．

めまいに対する漢方薬の治療選択（表 34）

苓桂朮甘湯 **第一選択薬**

半夏白朮天麻湯（胃腸虚弱の場合） **第一選択薬**

◤これらの両薬剤はめまいの第一選択薬としてよく用いられ，やや強いめまいから身体動揺感，起立性のめまいまで比較的広範囲のめまいに対し使用されている．

◤第一選択薬が無効，またはめまいのタイプに特徴的所見がある場合はそれぞれに対応した処方を用いる．めまいの病態が多岐にわたることや個々の証が異なることから，それぞれに対応した各種の薬剤が使用される．

めまいの漢方薬選択についての報告（表 35）

◤花輪[1]は，内耳性めまいの一般的な漢方治療として急性期と寛解（間歇）期に分けて選択薬を決めている．

表 34　めまいに対する漢方薬の選択基準

1．喜多の漢方薬選択方針[2]
●回転性のめまい発作時の第一選択 → 沢瀉湯（煎じ薬） → 五苓散 （沢瀉湯の代わりに使用） ●浮動感を示すめまい → 真武湯 ●起立性低血圧傾向を示すめまい → 苓桂朮甘湯 ●心気症をともなうめまい → 半夏厚朴湯 ●胃腸虚弱，頭痛をともなうめまい → 半夏白朮天麻湯
2．田口の漢方薬選択方針[3]
●メニエール病の第一選択薬 → 苓桂朮甘湯 ●胃腸虚弱，苓桂朮甘湯が無効の場合 → 半夏白朮天麻湯 ●循環障害によるめまい → 桂枝茯苓丸（体質中等度以上） → 当帰芍薬散（虚弱者） ●不安感，自律神経症状をともなうめまい → 半夏厚朴湯 ●更年期女性で不定愁訴をともなうめまい → 加味逍遙散 ●動揺病 → 五苓散 ●るいそう，高度の虚弱者のめまい → 真武湯

◤急性期のめまいに対し，dizziness にのぼせがあれば苓桂朮甘湯を第一選択薬とし，のぼせがなければ真武湯を第一選択薬として使用している．vertigo は沢瀉湯を第一選択とした．

◤一方，寛解（間歇）期では，花輪は一般に水毒の調節をする漢方を用いることが多く，当帰芍薬散，真武湯，釣藤散などを用いている．自律神経の関与するものは，柴胡剤，香蘇散，半夏厚朴湯などを用い，高血圧，動脈硬化に関連するものは黄連解毒湯，釣藤散，八味地黄丸などを用いるとしている．寛解期のめまいでは真武湯の適応となることが多いと述べている．

◤喜多[2]は，水滞（水毒）によるめまいであるメニエール病のような回転性のめまいの発作時には，沢瀉湯を第一選択薬としたが，これは煎じ薬でしか処方できないため，これに代わるものとして五苓散を推奨している．また，浮動感を

表 35　めまいに対する漢方治療のおもな報告

報告者	発表年	診　断	漢方薬	症例数	有効率
田口ら[5]	1982	メニエール病	半夏百朮天麻湯	11	有効　5例
田中ら[6]	1982	難治性めまい	半夏百朮天麻湯	17	有効　64.7%
山際ら[7]	1984	回転性めまい めまい感	半夏百朮天麻湯	23	有効　65.2%
小松崎ら[8]	1985	メニエール病，BPPV 平衡検査正常めまい	半夏百朮天麻湯	94	有効　60.6%
木村ら[9]	1999	末梢性めまい	半夏百朮天麻湯	21	有効　38.1%
田中ら[6]	1982	メニエール病 循環不全のめまい	苓桂朮甘湯	10	有効　30%
山際ら[7]	1984	回転性めまい	苓桂朮甘湯	20	有効　50%
佐藤ら[11]	2004	更年期様症状を ともなうめまい	苓桂朮甘湯	8	有効　7例
山際ら[7]	1984	原因不明のめまい・ 前庭障害，メニエール病	釣藤散	22	有効　50%
小松崎ら[14]	1986	慢性期のめまい	柴胡加竜骨牡蛎湯 苓桂朮甘湯	64 71	有効　72% 有効　64%
山崎[12]	1987	瘀血をともなうめまい	桂枝茯苓丸	127	有効　63%
水田ら[13]	1994	メニエール病	柴苓湯	13	有効　69.2%

BPPV；良性発作性頭位めまい

示すめまいには真武湯を適応とした．気の異常をともなうめまいでは，起立性低血圧傾向を示す例では水滞と気逆を改善する苓桂朮甘湯を適応とし，心気症をともなうめまいは，水滞と気うつを改善する半夏厚朴湯を使用し，胃腸虚弱で，頭痛をともなう場合は半夏百朮天麻湯を用いるとしている．

◤田口[3]は，メニエール病の第一選択薬として苓桂朮甘湯を，胃腸虚弱で苓桂朮甘湯が無効な場合は半夏百朮天麻湯が適応とし，循環障害によるめまいは，体質中等度以上で桂枝茯苓丸を用い，虚弱者では当帰芍薬散を使用するとしている．不安感，自律神経症状をともなうものは半夏厚朴湯を，更年期女性で不定愁訴をともなうものは加味逍遙散を用いている．動揺病で五苓散，るいそうのある虚弱者では真武湯がよいと述べている．

◤このほか，新村[4]は，加齢による脳循環の自動調節能低下によると思われる浮動感や起立性のめまい（立ちくらみ）は八味地黄丸を考慮し，血圧上昇時など，高血圧に関与しためまいは釣藤散や黄連解毒湯を適応としている．

めまいに対する漢方治療のおもな報告（表 35）

◤これまでに多数例を対象としてめまいに対する漢方治療を行ったおもな報告について述べる．

半夏百朮天麻湯　第一選択薬

構成生薬： 陳皮，半夏，百朮，茯苓，天麻，黄耆，沢瀉，人参，黄柏，乾姜，生姜，麦芽

◤田口ら[5]は，メニエール病 20 例のうち 11 例に半夏百朮天麻湯を使用し 5 例に有効で，めまい症状は 79%が中等度以上の改善を認めた．

◤田中ら[6]は，難治性めまい症例に半夏百朮天麻湯を投与し，17 例中 11 例（64.7%）に有効以上の効果を示した．

◤山際ら[7]は，回転性めまい，めまい感を訴えた 65 例に半夏百朮天麻湯，苓桂朮甘湯，釣藤散の各群に分けて効果を判定した．半夏百朮天麻湯投与群（23 例）がもっとも治療効果があり，

半夏白朮天麻湯投与により有効以上が，投与後4週で15例（65.2%），8週後で19例（82.6%）を占めた．

◤小松崎ら[8]は，メニエール病，良性発作性頭位めまい，平衡機能検査上異常のないめまいの94症例を対象として半夏白朮天麻湯を投与した多施設の検討の結果，60.6%に有効であったと報告した．

◤木村ら[9]は，中枢性疾患が否定され，メニエール病，良性発作性めまい，前庭神経炎の診断基準に合致しないめまい21例を対象とし，半夏白朮天麻湯による治療結果から改善以上は38.1%，やや改善以上が66.7%であった．

苓桂朮甘湯 第一選択薬

構成生薬：茯苓，桂皮，蒼朮，甘草

◤田中ら[6]は，メニエール病4例，脳または内耳循環不全によるめまい5例，高血圧によるめまい1例の合計10例に苓桂朮甘湯を投与し治療効果を検討したところ，有効以上が30%，やや有効以上までを含めると60%であったと述べている．

◤山際ら[7]は，回転性めまい，またはめまい感を訴えた65例のうち，証の検討から苓桂朮甘湯を治療薬として選択した20例について検討し，投薬後4週目では10例（50%）に有効，8週目では65%に有効であったと報告している．

◤金子ら[10]は，各種のめまい疾患70例を対象として各種の漢方薬を用いて治療を行ったが，苓桂朮甘湯は末梢性めまいに8例，メニエール病に5例に使用し有効であったとし，この両者の疾患では苓桂朮甘湯をもっとも多く処方している．

◤佐藤ら[11]は，中年，更年期のめまいを主訴とする更年期様症状を示した8例に対し，苓桂朮甘湯を投与し7例に有効であったとした．

桂枝茯苓丸

構成生薬：桂皮，茯苓，芍薬，桃仁，牡丹皮

◤山崎[12]は瘀血をともなっためまい127例を対象として桂枝茯苓丸を投与し，80例（63%）に改善以上の効果を示した．彼は，駆瘀血剤として比較的多用されているものに桂枝茯苓丸，当帰芍薬散，桃核承気湯，大黄牡丹皮湯などがあるが，桂枝茯苓丸がもっとも有効率が高く，証の決定に誤りがなければ難治性めまいにも桂枝茯苓丸は有用であったとしている．

柴苓湯

構成生薬：柴胡，沢瀉，半夏，黄芩，蒼朮，大棗，人参，茯苓，甘草，桂皮，生姜

◤水田ら[13]は，証を考慮せずに13例のメニエール病に柴苓湯を6ヵ月間投与した結果，全般改善度の有効率は69.2%であったという．

◤金子ら[10]は，末梢性めまい（5例），メニエール病（2例），中枢性めまい（2例）の計9例に柴苓湯を用い有効であったと報告している．

柴胡加竜骨牡蛎湯

構成生薬：柴胡，半夏，桂皮，茯苓，黄芩，大棗，人参，牡蛎，竜骨，生姜

◤小松崎ら[14]は，多施設での慢性期のめまい135例を対象とした共同研究により，64例に柴胡加竜骨牡蛎湯を，71例に苓桂朮甘湯を投与し検討した．総合評価による有用性は，柴胡加竜骨牡蛎湯では72%，苓桂朮甘湯は64%であったとしたが，浮動感，または回転感＋浮動感のめまいに対しては，柴胡加竜骨牡蛎湯のほうがより有用であったとしている．

釣藤散

構成生薬：釣藤鈎，陳皮，半夏，麦門冬，茯苓，人参，菊花，防風，甘草，石膏，生姜

◤山際ら[7]の多数例のめまいに対する検討から，原因不明の末梢前庭障害，めまい症，メニエール病の22例に対し，釣藤散を用いて治療した結果，有効率は4週後で50%，8週後で59%であったと述べている．

文　献

1）花輪壽彦：耳鼻科・眼科領域の漢方治療，1．めまい・耳鳴，pp. 201-204，金原出版，東京，1995
2）喜多敏明：プライマリケアのための漢方入門，頭痛・めまいと漢方．ストレスと臨床 **22**：26-29，2005
3）田口喜一郎：耳鼻咽喉科 6．めまい，日本医師会雑誌臨

時増刊 108：211-213，漢方治療の ABC（松田邦夫・稲木一元・佐藤弘編），日本医師会，1992
4) 新村久美子：内科医のための漢方療法，めまい．Modern Physician 21：813-815，2001
5) 田口喜一郎，他：メニエール病に対する漢方治療の経験．耳鼻臨床 75：2337-2344，1982
6) 田中耕一，津田　緑，小西一夫，他：耳鳴及びめまい疾患に対する漢方療法．新薬と臨床 31：791-798，1982
7) 山際幹和，稲垣政志，原田輝彦，他：漢方薬剤によるめまいの治療成績．耳鼻臨床 76：3267-3279，1984
8) 小松崎　篤，神崎　仁，富田　寛，他：めまい症例に対する医療用漢方製剤の臨床効果の検討．耳鼻咽喉科展望 28（補．5）：497-507，1985
9) 木村貴昭，山中　昇，九鬼清典：めまいに対する半夏白朮天麻湯の臨床効果．耳鼻と臨床 45：443-449，1999
10) 金子　達，久住　武：めまいの西洋医学的診断と漢方治療．Prog Med 15：1459-1461，1995
11) 佐藤泰昌，吉田典夫：めまいを主訴とする更年期様症状に対する苓桂朮甘湯の使用経験．産婦人科漢方研究の歩み 21：131-133，2004
12) 山崎可夫：瘀血を伴っためまいに対する桂枝茯苓丸の治療経験．漢方診療 6：45-48，1987
13) 水田啓介，伊藤八次，近藤由香，他：メニエール病に対する柴苓湯の使用経験．耳鼻臨床 87：719-726，1994
14) 小松崎　篤，坂田英治，亀井民雄，他：慢性期のめまい例に対する柴胡加竜骨牡蛎湯と苓桂朮甘湯の有効性および安全性の臨床試験．薬理と治療 14：4479-4490，1986

MEMO

ステロイド治療における漢方の意義

●ステロイドホルモンは，人体内で肝臓でつくられるコレステロールを素材にして副腎で生合成される物質で，ショック・外傷・ストレスなどの急激な侵襲が起こると緊急防衛を行う重要な物質である．一方，各種難治性疾患に対しては合成のステロイド剤がよく用いられ，その有効性が認められている．しかし，長期のステロイド剤の投薬になるとしばしば副作用が発生し問題となる．このため治療にあたってステロイド剤をなるべく使わないにこしたことはない．

●天然物の中には化学構造的にステロイド骨格を持った生薬は非常に多く，生体の恒常性の維持に役立つものが多い．漢方薬は種々のシステムを介して自己の体の中にあるステロイドホルモンの作用にアクセルをかけたり，または投薬されたステロイド剤の作用の行き過ぎには，ブレーキをかけ調節しているといわれる．

●最近の多施設の研究成果から，小柴胡湯，柴苓湯，十全大補湯などの漢方薬には，ステロイドホルモンの減量，離脱，有害作用の緩和ができるといわれている．しかし，実際の臨床の場では，これらの漢方の有用性は，各症例の発病からの期間，病気の軽重，薬に対する反応性の差など種々の要因によって異なる．

その13　吃　逆

要点：

❶吃逆（しゃっくり）とは，横隔膜の不随意性・間代性けいれんを起こす症状で，その際急激に吸気が声門を通るため閉じられた声門が特有の音を発することをいう．
❷ 24時間以上持続するしゃっくりは難治性吃逆といわれ，中枢性疾患が原因になっていることが多い．
❸診療にあたってはまず，難治性吃逆の原因となっている病態解明のため西洋医学的検査による器質的障害の有無をチェックする．
❹治療は，吃逆の治療とともに原因疾患の西洋医学的治療を平行して行う必要がある．
❺難治性吃逆の治療は，西洋医学的治療では効果が一時的で不十分であることが多く，副作用が出ることもある．
❻漢方治療の第一選択薬としては，証に関係なく多くは芍薬甘草湯が用いられ，有効性が高く副作用もほとんどみられない．これが無効の場合は半夏瀉心湯，呉茱萸湯，麦門冬湯，柿蒂湯などが使用され有効である．

代表的漢方処方	
1．芍薬甘草湯	2．半夏瀉心湯
3．呉茱萸湯	4．麦門冬湯

原　因

◤吃逆に関係する神経支配は，求心路が第3〜5頸髄の横隔神経知覚枝，迷走神経，第6〜12胸髄の交感神経求心線維である．その刺激は，脳幹にある呼吸中枢，延髄網様体，視床下部を介して，遠心路は，第3〜5頸髄の横隔神経運動枝，声門や呼吸補助筋へと伝わる．
◤したがって，吃逆の原因は，① 中枢性，② 末梢性，③ 横隔膜の直接刺激，④ 薬剤性などに分類される．連日頻繁に発現したり，持続性，難治性の吃逆では，約90%が何らかの器質的異常をともない，大部分は男性であるといわれる．
◤中枢性病変では，脳幹（おもに延髄病変）や中大脳動脈領域の脳梗塞，脳出血によることが多いが頸髄病変によることもある．他の疾患として多発性硬化症，脳腫瘍（膠芽腫，血管腫，上衣腫）などがある．
◤末梢性病変の原因としては，横隔神経，迷走神経，交感神経の刺激となるような胸腔・腹腔内病変があり，疾患として肝臓腫瘍，横隔膜下膿瘍，肺炎，食道癌などがあげられる．
◤薬剤性ではアルコール，ステロイド，抗精神病薬，抗生物質によることがある．しかし，明らかな疾患がなくても吃逆を起こすこともあり，その原因病態は必ずしも明らかになっていない．

診療の進め方

◤まず吃逆の原因となる病態解明のため，西洋医学的検査，とくにMR，CTを行い中枢性の器質性障害の有無をチェックする．その他，胸腔・腹腔内病変のチェック，薬剤の検索などにより吃逆の原因に対する鑑別診断を行う．
◤治療は，吃逆に対する治療とともに原因疾患の西洋医学的治療を平行して行う．

吃逆の一般的治療

- 一過性吃逆は，大きく深呼吸して息をこらえる，横隔膜を圧迫する方法や，うがい，冷水の飲水，舌をひっぱったりなど鼻や咽頭周囲に機械的な刺激を与えて治す一般的方法が昔から行われ，それらにより大半は改善している．
- 持続性，難治性の吃逆に対しては，西洋医学的治療として薬物療法，硬膜外ブロック，横隔神経ブロックや，横隔神経切断術などが行われている．
- 西洋薬では，硫酸アトロピン，ジアゼパム，降圧薬の nifedipine，痙縮に対し用いられる baclofen，消化器機能異常改善薬のメトプラミドなどが用いられているが，効果が一時的で不十分であったり，副作用が出ることもある．
- 硬膜外ブロック，横隔神経ブロックも効果は一時的であったり，手技も必ずしも容易ではない．また，横隔神経切断術は手術的侵襲を要する．

漢方薬の適応，選択（表 36）

- 頑固な吃逆は長時間持続すると睡眠障害，呼吸困難，食事や会話の障害を起こす．難治性吃逆の治療の第一選択薬として漢方薬がよく用いられている．漢方薬は副作用もほとんどなく，吃逆に対する各種漢方薬の治療効果についての報告がある．
- 現在エキス剤として入手可能な漢方薬として，虚証では呉茱萸湯，麦門冬湯，中間証では芍薬甘草，半夏瀉心湯，柿蔕湯，実証では調胃承気湯，大柴胡湯，平胃散などが使われている[1～4]．

表 36　吃逆に対する漢方薬の選択

●第一選択薬（証に関係なし）	→	芍薬甘草湯
●芍薬甘草湯が無効の場合		
虚証	→	呉茱萸湯
		麦門冬湯
中間証	→	半夏瀉心湯
		柿蔕湯
実証	→	調胃承気湯
		大柴胡湯
		平胃散

漢方薬による難治性吃逆の治療（表 37）

芍薬甘草湯　第一選択薬

構成生薬：芍薬，甘草

- 芍薬甘草湯は，表裏熱寒虚実証を問わず使用が可能といわれ[2]，即効性が期待できることから繁用されている．
- 芍薬甘草湯は，芍薬と甘草が 1 対 1 の割合で含まれ，両者ともに筋肉の鎮痙・鎮痛作用および中枢の鎮静作用を持っている．有効成分である芍薬のペオニフロリンが Ca イオンの細胞内流入を抑制し，甘草に含まれるグリチルリチンは K イオンの流失を促進する．これら 2 つの生薬のブレンド効果により，神経筋シナプスのアセチルコリン受容体に作用して筋弛緩作用を発現すると考えられている[5,6]．末梢での筋緊張の抑制作用とともに，痛覚中枢や脊髄反射弓の興奮を抑制する作用があることから横隔膜の攣縮による吃逆に効果があると考えられている．
- 堤ら[7]は，脳梗塞，胃癌術後，胃粘膜下腫瘍，肝癌に合併した 4 例の頑固な吃逆に対し，1 日 10～30 g の芍薬甘草湯の大量単独療法により，特別な副作用なく，4 例すべてが投薬後 6 日以内に吃逆は完全消失し有効性が高かったと報告した．
- 松本ら[4]は，52 歳，女性で原因の明らかでない吃逆に対し，西洋薬の硫酸アトロピン，ジアゼパム，ニトラゼパム，メトクロプラミドの投与や胸部硬膜外ブロックや横隔神経ブロックなどを行ったが効果は一時的で，十分な効果が得られなかった．これに対し芍薬甘草湯 7.5 g を投与したところ，投与 3 日目から吃逆は完全に消失し再発もみられなかったとしている．
- 鈴木ら[8]は，心停止蘇生後，胃癌および肝癌の各手術後，心弁膜症術後の計 4 症例に対し，第

表 37　難治性吃逆に対するおもな漢方治療報告

報告者	発表年	診断	漢方薬	併用治療	症例数	有効率
松本ら[4]	1984	原因不明の吃逆（胃潰瘍術後）	芍薬甘草湯 7.5 g	(－)	1	著効
堤ら[7]	1986	脳梗塞，肝癌 胃腫瘍，胃癌術後	芍薬甘草湯 10～30 g	(－)	4	著効：4
鈴木ら[8]	1986	心停止蘇生後 胃癌術後	芍薬甘草湯 5～9 g	(－)	2	著効：2
		心弁膜症術後	(芍薬甘草湯 7.5 g) → 呉茱萸湯 7.5 g	(－)	1	(無効) →著効
		肝癌術後	(芍薬甘草湯 5.0 g) → (呉茱萸湯 7.5 g) → 麦門冬湯 7.5 g	(－)	1	(無効) →(無効) →著効
宮田ら[10]	1987	脳腫瘍術後 A-C バイパス術後 胃瘻造設術後	芍薬甘草湯 5～7.5 g	ジアゼパム EAP	4	著効：4
大熊ら[11]	1994	難治性吃逆	芍薬甘草湯 7.5 g	(－)	2	著効：2
			芍薬甘草湯 7.5 g	EAP，PNB	7	有効：7
			芍薬甘草湯 7.5 g	EAP，PNB	2	無効：2
丸田ら[9]	1995	慢性腎不全 透析中	芍薬甘草湯 7.5 g	(－)	1	有効
神尾[12]	1995	脳血管障害 後遺症	芍薬甘草湯 2.5 g	(－)	22	有効率 経口：68% 口腔：88%
宮上	2008	脳血管障害 脳挫傷，腫瘍	芍薬甘草湯 7.5 g	(－)	15	著効：80% (10 日以内)
村松[13]	1993	脳幹梗塞	半夏瀉心湯 5.0 g	(－)	1	著効
古川[14]	1993	脳梗塞後遺症 胃内視鏡後	半夏瀉心湯 5.0 g	(－)	1	著効
齊藤ら[16]	2001	脳神経外科疾患 内科，整形疾患	柿蔕湯	(－)	21	著効：8 有効：3

PNB；横隔神経ブロック，EAP；電気針治療

一選択薬として芍薬甘草湯を 1 日 5.0～9.0 g 投与した結果，2 例は著効したが，他の 2 例は無効で，これらの無効例に対し呉茱萸湯，または麦門冬湯の投与によって著効したと述べている．

◤丸田ら[9]は，慢性腎不全による人工透析中に発生した難治性吃逆に横隔神経ブロックが無効であった症例に対し，芍薬甘草湯 1 日 7.5 g 投与を行った．1 週間後には吃逆は軽減し，副作用も特になく有効であったとした．

◤宮田ら[10]は，手術後に発生した頑固な吃逆症例の 4 例に対し，芍薬甘草湯 5.0～7.5 g，ジアゼパム 6 mg の投与と針治療の併用治療により，吃逆の完全消失，または症状の軽快を認めたと紹介した．

◤一方，大熊ら[11]は，西洋医学の内科的治療で治癒しなかった難治性吃逆の 11 症例に芍薬甘草湯による治療を行い，効果が十分でない 6 例には横隔神経ブロック，および電気針治療を併用した．その結果，2 例は芍薬甘草湯の単独治療で吃逆は消失し著効を示した．7 例は芍薬甘草湯単独で吃逆が軽減するか，または芍薬甘草湯に横隔神経ブロック，および電気針治療の併用により吃逆が消失し，有効と判定した．他の 2

例は各種の治療によっても吃逆は消失せず，無効であったとしている．

◤神尾[12]は，脳血管障害後遺症のため外来通院中の患者で吃逆を繰り返す22例を対象として，芍薬甘草湯2.5gの通常の経口投与法と口腔内投与法（口の中に芍薬甘草湯2.5gを含んで，唾液で溶けるのを待つ方法）に分けて治療効果の比較検討をした．その結果，有効率は経口投与法で68%，口腔内投与法では88%で，後者で有効性が高く，効果発現までの時間も早かったと報告した．

自験例の検討：中枢性疾患に合併した難治性吃逆

- 中枢性疾患に合併した難治性吃逆の15症例に対し，第一選択薬として芍薬甘草湯を用いて治療した．対象とした15例は，年齢は56～83歳（平均66.5），性別では男性が14例，女性1例で大部分は男性であった．
- 中枢性疾患の種類は，脳幹（橋）梗塞が4例，脳幹（延髄）梗塞1例，脳梗塞（中大脳動脈領域，または基底核ラクナ）3例，被殻出血3例，脳室内出血，くも膜下出血の各1例，脳挫傷，脳腫瘍（膠芽腫術後）の各1例である．
- 吃逆が繰り返し起こり難治性が確認された時点で，芍薬甘草湯7.5g，分3で，7日間の経口，または経管投与し，その後の吃逆の状態を観察した．7日以上吃逆が持続する場合は，さらに継続投与とした．
- 治療効果は，芍薬甘草湯の投与開始後，数時間から1日以降で吃逆は減少，または消失した．投与開始後4日以降7日までに吃逆の15例中8例（53%）が消失し，7日以降では12例（80%）が完全消失，10日以降では全例に消失がみられその有効性はきわめて高かった．しかし，芍薬甘草湯によると思われる副作用はとくにみられなかった．

症例1　60代，男性：難治性中枢性吃逆

診断：脳幹梗塞（右延髄外背側），左椎骨動脈狭窄

05年10月下旬より頭痛，歩行障害を訴え翌日入院．神経学的には，右眼瞼下垂，右眼球下方転位，眼振，嗄声，嚥下障害を認めた．MRIでは右延髄外側部に梗塞所見を認め，MRAでは左椎骨動脈狭窄を示した．

入院後の経過は入院2日目より吃逆が続いたため，西洋薬の硫酸アトロピンなどを使用したが効果は一過性であった．

そこで嚥下障害があるため鼻腔より胃管チューブを挿入し，同日より経管から芍薬甘草湯7.5gを分3で注入を開始した．投与5日後より吃逆は断続的となり明らかに減少した．6日後以降は吃逆は完全に消失した．

症例2　70代，男性：難治性中枢性吃逆

診断：脳幹梗塞（右橋），脳底動脈閉塞，陳旧性脳梗塞（左）

陳旧性脳梗塞のためもともと右片麻痺，失語症を認めていたが，07年9月下旬より立ち上がれず，ねたきりとなる．臥床開始9日目の朝より意識障害が出現したため入院となった．MRIでは右橋部に梗塞がみられ，MRAでは脳底動脈が基始部より閉塞を認めた．

入院後の経過は，入院8日目よりときどき吃逆がみられ，入院10日目より吃逆が持続した．同日より芍薬甘草湯7.5gの投薬を開始した．2日後には吃逆があってもすぐ消失し，さらに2日後以降では吃逆は完全に消失した．

その他の漢方治療薬

半夏瀉心湯

構成生薬：半夏，黄連，黄芩，乾姜，人参，大棗，甘草

◤村松[13]は，吃逆に対する漢方薬として，よほどの虚弱な人でない限り第一選択薬として半夏瀉心湯を勧めている．かって吉田首相の吃逆の治

療にも使用されたことでも知られる.

◤半夏瀉心湯は，半夏，黄連，黄芩，乾姜，人参，大棗，甘草の７つの生薬からなる．半夏は上部消化管の排泄亢進作用があるので，心窩部のつかえ，悪心などの症状に有効であり，甘草は胃運動機能を改善させる作用がある.

◤村松[13]は，延髄外側症候群による吃逆に対しクロナゼパムを投与したが無効であったため，半夏瀉心湯 5.0 g を用い吃逆が消失した症例を報告している.

◤古川[14]は，脳梗塞後遺症の胃内視鏡検査後に起こった難治性吃逆，および気管支喘息で挿管後，抜管，経口摂取開始とともに始まった吃逆に対し，半夏瀉心湯 5.0 g を処方し消失したと述べている.

呉茱萸湯

構成生薬：呉茱萸，人参，生姜，大棗

◤鈴木ら[8]は，吃逆に対する治療として第一選択薬として芍薬甘草湯を用い，それが無効の場合は呉茱萸湯，または麦門冬湯を投与するとしている.

◤寒，陰証，全身状態が悪く，手足の循環障害があるような場合などに合併する吃逆には，呉茱萸湯がよいといわれている．とくに，呉茱萸湯は胃の機能が低下し平滑筋トーヌスは上昇しているが，蠕動は不十分で幽門の通過も悪く，循環状態も悪い状況で寒冷刺激によって胃内圧が上昇することにより嘔吐・吃逆などが発生するものに有効といわれる.

◤呉茱萸湯は，呉茱萸，人参，生姜，大棗の４つの生薬からなる．呉茱萸は，消化管の循環を促進し，平滑筋のトーヌスを低下させ蠕動を抑制して鎮痙・鎮痛・制吐作用あり，消化管内の水分を血中へ吸収する．生姜にも制吐作用と散寒の効能があり，呉茱萸との配合により制吐作用が強くなる．大棗にも鎮痙作用があり，人参・大棗は消化吸収を助け，全身の機能を改善するといわれる．とくに，老人の吃逆は冷えによるものが多く，呉茱萸湯がよく効くといわれる.

◤久保田[15]は，陰証の吃逆の２例に呉茱萸湯 5.0 g の投薬を行った治験例を報告している.

麦門冬湯

構成生薬：麦門冬，半夏，大棗，甘草，人参，粳米

◤麦門冬湯は，口喝・咽の乾燥感・吃逆などの胃陰虚の症候に，元気がない，疲れやすい，息切れなどの気虚の症候，すなわち肺・胃の気虚を改善する処方といわれている．全身的な機能低下をともなった吃逆に有効と考えられている.

◤鈴木ら[8]は，肝癌の手術後に吃逆が発生した症例に，芍薬甘草湯，呉茱萸湯を用いたが無効であった．そこで麦門冬湯 7.5 g に変更したところ１日で吃逆は消失し有効であったと報告している.

柿蔕湯

構成生薬：柿蔕，生姜，丁子

◤以前より吃逆の民間療法として柿のへたの煎液が用いられた．柿蔕湯は，柿蔕，生姜，丁子の３種の生薬からなり，エキス製剤として小太郎漢方製薬から市販されている.

◤難治性吃逆に有効とされるが，とくに中枢性障害に起因する吃逆に有効とされる．柿蔕の主成分はトリテルペノイド成分とブドウ糖，果糖などからなる．その薬理作用は実験的検討から抗けいれん作用があるといわれている.

◤齊藤ら[16]は，器質的異常による難治性吃逆患者 21 例に柿蔕湯を投与した治療結果について報告している．21 例中，著効８例，有効３例，やや有効２例，無効８例で，有効率（有効以上）52.4％といわれ，有効以上の 11 例中８例は，柿蔕湯の単独療法で投与後数時間から２日以内に吃逆が消失したという.

文　献

1) 藤平　健，小倉重成：漢方概論，pp. 176–178，創元社，大阪，1981
2) 伊藤　良，山本　巌：中医処方解説，pp. 76–221，医歯薬出版，東京，1982
3) 山田光胤：漢方処方応用の実際，pp. 99–182，南山堂，東京，1979
4) 松本美知子，松本延幸，丸野仁久，他：芍薬甘草湯が奏効した横隔膜痙攣の１症例について．ペインクリニック 5：49–52，1984

5）森本昌宏，古賀義久：芍薬甘草湯．臨床麻酔 29：1365-1367，2005
6）木村正康：漢方方剤による病態選択活性の作用機構；蒼朮成分から ACh 受容体脱感作促進物質の薬理学的発見．代謝 9：9-35，1992
7）堤　美千代，菊地秀樹，紺野繁雄，他：芍薬甘草湯が有効とおもわれた吃逆の 4 症例．診断と治療 74：1469-1472，1986
8）鈴木純二，義元徳祥，西村清司，他：手術後およびICU において発生した横隔膜痙攣（吃逆）に対する和漢薬の使用経験．ペインクリニック 7：455-457，1986
9）丸田秀郎，高野修身，張替真理子，他：慢性腎不全患者の難治性吃逆に芍薬甘草湯が有効であった 1 例．ペインクリニック 16：757-758，1995
10）宮田章正，宮原　孝，若山茂春，他：頑固な吃逆に対する芍薬甘草湯と針治療の併用．ペインクリニック 8：364-366，1987
11）大熊康裕，多保悦夫，湖城　均，他：吃逆に対する芍薬甘草湯の効果．ペインクリニック 15：771-772，1994
12）神尾正巳：吃逆，ひらめ筋攣縮に対するツムラ芍薬甘草湯の口腔内投与の有効性．脳神経外科と漢方　講演記録集（日本脳神経外科漢方医学会　編）Ⅰ：40-41，2003
13）村松真一：半夏瀉心湯投与後，吃逆が消失した延髄外側症候群の 1 例．日本東洋医学雑誌 44：37-41，1993
14）古川誠一：吃逆に対する半夏瀉心湯の効果．漢方診療 12：32-33，1993
15）久保田富也：呉茱萸湯による吃逆治験．日常診療に役立つ「漢方診療」1：46-49，1982
16）齊藤幹央，宇野勝次，穂本田吉，他：難治性吃逆における柿蒂湯の臨床効果．医療薬学 27：29-32，2001

その14 有痛性筋けいれん

要点：

1 有痛性筋けいれん（muscle cramp）とは，突然起こる疼痛をともなう筋収縮をいう．これは不随意で，かつ限局性で持続性である．このうち他の筋にも有痛性筋けいれんは起こるが，大部分は下肢筋の腓腹筋に起こり，これを腓腹筋けいれん（こむら返り）という．こむら返りは通常，夜間睡眠中に激痛をともなって発生し，頻発すると睡眠障害に陥ったり，翌日筋肉痛となり，日常生活に支障をきたす．持続時間は，通常数分程度といわれる．

2 有痛性筋けいれん（こむら返り）の発生メカニズムはいまだ明らかでない．心因性，血管障害性，筋原性，中枢性などが考えられてきたが，現在末梢神経系説がもっとも有力とされている．

3 有痛性筋けいれんに対する治療としては，西洋薬より漢方薬の治療効果のほうが顕著である．古来より漢方薬の芍薬甘草湯が第一選択薬として用いられ，その有効性を示す報告は多数認められている．

代表的漢方処方

1．芍薬甘草湯　　2．牛車腎気丸
3．柴苓湯

基礎疾患別に見た分類

- 有痛性筋けいれんの発生メカニズムについては，Layzer & Rowland[1)]によれば，おそらくは脊髄前核運動神経細胞の興奮による反射弓の刺激が原因と推察している．電気生理学的にも多数の脊髄前核細胞に高頻度（300/秒）の自発性発火が認められている．一方，筋けいれんの際に生じる痛みの原因は，なんらかの代謝産物の蓄積や部分的虚血の関与が考えられている．
- こむら返りは，健常人でもまれに過激な運動時に起こるが，これは水電解質代謝の不均衡や同一筋の繰り返しの使用により，神経終末の活動性が上昇するためと考えられている．さらに，発汗・下痢などの脱水時にも急性の細胞外液低下状態から起こることがある．妊娠後期には，約50%の人にこむら返りを経験するといわれ，循環動態の変化，神経の圧迫，カルシウムやマグネシウムの低下が関与しているとされている．その他，有痛性筋けいれんが頻回に起こるようであれば，下記に示すような基礎疾患の合併を疑って精査をすべきである．

神経疾患（運動ニューロン疾患や末梢神経疾患）にともなう有痛性筋けいれん

- 運動ニューロンの過剰興奮や運動軸索の異常反復発射の増加などによって発生すると考えられている．運動ニューロン疾患（筋萎縮性側索硬化症＋脊髄性筋萎縮症）の60%，末梢神経障害患者の20%に，体幹筋・上肢筋に有痛性筋けいれんが起こったという[2)]．

脳血管障害にともなう有痛性筋けいれん

- 長期の脳血管障害外来患者における腓腹筋けいれんの発現頻度は，角谷[3)]によれば25%，阪本ら[4)]は22%と報告し，比較的多い合併症であると指摘している．しかし，脳血管障害患者でとくに多い理由については明らかにされていない．

腰部脊柱管狭窄症，椎間板ヘルニアにともなう有痛性筋けいれん

◤村上[5)]は，こむら返りを訴えて整形外科外来を受診する患者が多く，それらの疾患は，37例のこむら返りのうち21例が腰部脊柱管狭窄症，5例が椎間板ヘルニアで，それらの73%は坐骨神経刺激症状を主訴としたと述べている．高雄ら[6)]も，腰部脊柱管狭窄症に合併した21例のこむら返りを報告している．

内科疾患にともなう有痛性筋けいれん

◤有痛性筋けいれんを起こす頻度の高い内科疾患としては，糖尿病，血液透析，肝硬変がある．

① 糖尿病

◤糖尿病の場合，運動療法時にこむら返りを起こしやすい．糖尿病患者の約30%と高率に何らかの有痛性筋けいれんをともなうとされている[7)]．糖尿病の合併症が重篤なほど筋けいれんの頻度も高く，健常者の6倍以上とされている．筋けいれんの原因としては，Ca，Mgなど電解質異常があげられ，糖尿病では血中Mg濃度が低いとの報告もあるが，糖尿病で有痛性筋けいれんが，とくに多い原因についてもいまだ明らかでない．

② 血液透析

◤血液透析を受けている患者にしばしば有痛性筋けいれんを認める．血液透析の濾過速度が速いとき，除水が多いときなどにみられ，その頻度は20%にも及ぶといわれている[8)]．原因としては，血漿濃度の増加，低ナトリウム血症，低カルシウム血症，組織の低酸素，カルニチンの欠乏などがあげられている．

③ 肝硬変

◤肝硬変でもしばしば有痛性筋けいれんを起こし，肝硬変の40〜88%の頻度に認めたとの報告がある[9)]．肝硬変のステージが進行するほどその頻度も上昇するとされている．原因として利尿薬服用中に多く，循環血液量の低下が関与するとの報告がある．

電解質異常による有痛性筋けいれん

◤ナトリウム，カルシウム，カリウム，マグネシウムなどの電解質異常で有痛性筋けいれんが起こりうる．

熱けいれん

◤高温環境下で加重作業をしたときなどで，大量の発汗を生じ，さらに発汗による喪失した水分を，水で補給したときに生じやすいとされている．

家族性（遺伝性）有痛性筋けいれん

◤里吉病（全身こむら返り病），Isaacs症候群（末梢神経運動線維の持続的な興奮により筋けいれん，ミオキミアを生じる），Stiffman症候群（持続性全身性と有痛性筋けいれんを認める疾患）などがある．

有痛性筋けいれんの治療

一般的治療（応急的処置）

◤こむら返りが生じたら拮抗筋の下腿三頭筋を他動的に伸展させる．すなわち，膝関節伸展位として足関節を背屈させる．また，罹患筋のマッサージを擦るように末梢から中枢側に向かって行うことも効果がある．

西洋薬による治療

◤従来使用されてきた西洋薬としては，キニーネ，各種ビタミン剤（ビタミンB合剤，ビタミンE），クエン酸マグネシウム，クエン酸カリウム・クエン酸ナトリウム配合薬，カルシウム拮抗薬，抗てんかん薬（カルバマゼピン，フェニトインなど），アミトリプチリンなどの抗うつ薬などの報告があるが，いずれもその有用性は

表 38　有痛性筋けいれんに対するおもな漢方治療報告

報告者	発表年	基礎疾患	漢方薬	投薬量/期間	症例数	有効率
阪本ら[4]	1995	脳血管障害 後遺症	TJ-68	2.5 g/日/4 週	6	有効：5 (著効～軽度)
小黒ら[12]	2005	脳血管障害 後遺症	TJ-68	2.5 g/日/2 週	6	著効：5
村上[5]	2000	腰部脊柱管狭窄 椎間板ヘルニア	TJ-68	2.5 g/頓用；13 例 5.0～10 g/日；24 例	37	有効：36
高雄ら[6]	2004	腰部脊柱管狭窄	TJ-68	7.5 g/日/2 週	21	有効：19
熊倉ら[13]	2000	血液透析	TJ-68	2.5 g/頓用	61	著効：54
佐藤ら[14]	2000	血液透析	TJ-68	2.5 g/頓用 2.5 g/予防投与	13 6	著効：90.9% 著効：3
室賀ら[15]	1995	血液透析	TJ-68	2.5 g/予防投与	5	有効：2 やや有効：2
熊田ら[11]	1999	肝硬変	TJ-68 プラセボ	7.5 g/日/2 週 7.5 g/日/2 週	52 49	有効：67.3% 有効：37.5%
森ら[16]	1996	肝硬変	TJ-68	2.5 g or 7.5 g/日	20	著効：11 有効：9
三浦[17]	1999	糖尿病性 神経障害	TJ-68	2.5～7.5 g/日/4 週	12	著効：67% 有効：100%
吉田ら[18]	1995	糖尿病	TJ-68 塩酸エペゾリン	7.5 g/日/4 週 150 mg/日/4 週	10 5	有効：90% 有効：60%
西澤ら[19]	2000	肝硬変	牛車腎気丸 TJ-68	90 mg/kg/日/12 週 50 mg/kg/日/12 週	38 37	有効：60.5% 有効：40.5%
中尾ら[20]	1993	慢性肝疾患	柴苓湯	5.4～8.1 g/日/2 週	7	有効：6

TJ-68；芍薬甘草湯エキス顆粒

確立されておらず，むしろ副作用の点で問題点がある薬剤もあり，推奨できるものはない．

漢方薬による治療

◤古くから芍薬甘草湯が第一選択薬として用いられ，その有効性を示す報告は多数認められている．その他，抑肝散，柴苓湯，牛車腎気丸，八味地黄丸なども用いられている．

漢方薬による有痛性筋けいれんの治療（表 38）

芍薬甘草湯　第一選択薬

構成生薬：芍薬，甘草

◤芍薬甘草湯は，芍薬と甘草の等量混合の生薬から抽出したエキスを顆粒の剤形にしたもので，主成分は芍薬のペオニフロリン（peoniflorin）と，甘草のグリチルリチン（glycyrrhizin）が代表的な薬効成分である．甘草は単独使用，または芍薬以外との組み合わせによって鎮静作用を持っており，あるいは作用は目立たないが芍薬との組み合わせで強力な鎮痙・鎮痛作用を示すことが古来より知られている．骨格筋および平滑筋の急激なけいれん性疼痛に用いられ，適応病態としては，腓腹筋けいれん（こむら返り），消化管，胆道，尿路などの疝痛，過労性筋肉痛，坐骨神経痛，項部痛などがある．

① 芍薬甘草湯の作用機序

◤芍薬甘草湯の有痛性筋けいれんに対する治療効果の作用機序としては，芍薬甘草湯が，神経伝達物質として作用する局所的な電解質を変化させることによると考えられた．すなわち，芍薬甘草湯の成分には，細胞内外においてKイオンの流出を促進させ，Caイオンの流入を抑制させることによる筋弛緩作用が，作用機序の一つとして考えられた[10]．

◤芍薬の主成分ペオニフロリンは，末梢血管の拡張作用により，末梢血流量の増加を促進するといわれ，芍薬，甘草の両成分の共存により，筋弛緩作用はその相乗効果から，著明なアセチルコリン電位の振幅を抑制する効果が認められるという．

②投与法と副作用

◤芍薬甘草湯の投与法は，通常，芍薬甘草湯のエキス製剤を1日6.0〜7.5gを分3，または1〜2包を夜間，就寝前などに服用する．長期間の投薬では，下記に示すような副作用の出現の問題があり慎重を要する．できれば長期間の投薬は避け，頓用の投薬，または効果がみられれば投薬量は，徐々に減量の方向で検討すべきである．

◤芍薬甘草湯を長期間服用すると，ときに副作用として，血液中のK濃度を下げる作用により，偽アルドステロン症を起こすことがある．この機序としては，甘草の主成分であるグリチルリチンの代謝産物が，腎尿細管におけるNaイオン，Clイオンおよび水の再吸収を促進し，Kイオンの排泄を増加させるといわれている．これにより低K血症，血圧上昇，浮腫が発現し，レニン・アンギオテンシン・アルドステロン系の抑制が生じ，偽アルドステロン症を発症する．この他，ミオパシー，うっ血性心不全，心室細動，心室頻拍などを起こすこともある．したがって，投薬前から低カリウム血症，ミオパシー，アルドステロン症がある場合は禁忌である．

◤熊田ら[11]は，肝硬変にともなう筋けいれん58例に対する芍薬甘草湯の治療の安全性について検討し，それらのうち14.3%におもに偽アルドステロン症による副作用を認めたが，対照群との間に有意差は，認めなかったと報告している．一方，森らは，20例の肝硬変にともなうこむら返りに芍薬甘草湯7.5gを投与し，3ヵ月間の観察では副作用はなかったという．

③基礎疾患別にみた芍薬甘草湯によるおもな治療報告

脳血管障害

◤阪本ら[4]は，外来通院中の脳血管障害後遺症患者50例のうち，腓腹筋けいれんの出現頻度は11例（22%）であったとし，そのうちの6例に，芍薬甘草湯エキス顆粒を4週間服用した5例全例に改善を認め，有効であったとしている．しかし，1例に副作用として偽アルドステロン症によると思われる浮腫，易疲労感を認めたが，服薬中止により消失した．

◤小黒ら[12]は，脳血管障害後遺症の腓腹筋けいれんに対し，芍薬甘草湯を毎日就寝前に2.5gを2週間投与した結果では，6例中5例で著明改善したと報告している．

腰部脊柱管狭窄症，椎間板ヘルニア

◤村上[5]は，坐骨神経刺激症状を示す腰部脊柱管狭窄症，椎間板ヘルニアなど整形外科領域の疾患にともなう有痛性筋けいれんの37例に芍薬甘草湯2.5gを頓用，または5.0〜10.0gの投与で治療した結果，治療効果は速効性で36例に有効で，患者にとって満足度の高いものであったとしている．副作用として，長期間にわたり7.5g投与を行った2例で偽アルドステロン症を認めている．

◤高雄ら[6]は，腰部脊柱管狭窄症にともなう有痛性筋けいれんの21例に，芍薬甘草湯7.5g分3で投薬し，2週間後の観察では19例に有効，または著効を示し，そのうちの12例は，投薬後3日以内に効果が発現した．副作用は，1例にめまいを認めた以外はなかった．

血液透析

◤熊倉ら[13]は，血液透析中にみられた61例の有痛性筋けいれんに，芍薬甘草湯エキス顆粒2.5gを頓用で投与し，54例（88.5%）で，投与後5分前後の即効性に有痛性筋けいれんが消失したという．けいれんの発生部位は，大部分(86.9%)が下肢に起こっていた．

◤佐藤ら[14]は，慢性血液透析患者78例のうち48例に筋けいれんを認めたが，これらのうち6例について，透析開始時に芍薬甘草湯エキス顆粒

2.5 g の予防投与を行った結果，筋けいれんの頻度は減少し，疼痛も visual analogue scale の評価で有意に減少したと報告している．なお，有痛性筋けいれんを起こした 13 例（22 回）に対する芍薬甘草湯の頓服投与では，服用後 3 分の即効性で 90.9%で疼痛が消失したという．

- 室賀ら[15]は，透析中に下肢の筋けいれんを頻回に訴える患者 5 例に対し，透析開始前に，芍薬甘草湯エキス顆粒 2.5 g を予防的投薬した結果，有効 2 例，やや有効 2 例，無効 1 例で，とくに副作用もなく，有効な予防的治療であると述べている．

肝硬変

- 熊田ら[11]は，肝硬変にともなう筋けいれん患者 101 例を対象とし，芍薬甘草湯投与群 52 例とプラセボ群 49 例の 2 群に分類して，芍薬甘草湯の有効性と安全性について検討した．芍薬甘草湯エキス顆粒 7.5 g を分 3 で，14 日間投薬し観察した．筋けいれんの改善率は，プラセボ群 37.5%に対し，芍薬甘草湯群は 67.3%であったことから，芍薬甘草湯は，筋けいれんの治療薬として有効性，安全性から有用な薬剤と結論づけている．
- 森ら[16]も肝硬変にともなうこむら返りの 20 例に対し，芍薬甘草湯 7.5 g を継続投与（4 例），または頓用投与（16 例）を行った結果，治療効果は著効 11 例，有効 9 例で副作用はなかったと報告している．

糖尿病

- 三浦[17]は，糖尿病性神経障害による有痛性腓腹筋けいれん（こむら返り）の患者 12 例に対し，芍薬甘草湯 2.5〜7.5 g/日を投与し，4 週後で 67%にこむら返りは完全消失し，全般的有用度は 100%で，安全性にも問題なかったと報告した．
- 吉田ら[18]は，糖尿病をともなう有痛性筋けいれんの 15 例を対象として，封筒法により芍薬甘草湯エキス顆粒 7.5 g/日投与群（10 例），または筋緊張改善薬の塩酸エペリゾン 150 mg/日投与群（5 例）の 2 群に分けて各 4 週間連続投与した．2 群の改善度は，芍薬甘草湯群で改善以上が 90%，塩酸エペリゾン群では 60%であったとして，芍薬甘草湯がきわめて有効であることを示した．

症　例　60 代，女性：
有痛性筋けいれん（腓腹筋けいれん）

診断：脳腫瘍術後（類上皮腫），症候性てんかん．

03 年 3 月に頭痛で発症し，大脳半球正中部に大きな脳腫瘍がみられ，同年 4 月に手術（腫瘍亜全摘出術）を受け，とくに神経脱落障害なく経過良好であった．

07 年 6 月頃よりときどき両下肢（下腿＞大腿部）に有痛性筋けいれんがみられ，雨天など天候の悪いときに頻発した．左より右下肢により強かった．6 月中旬より芍薬甘草湯 7.5 g，分 3 の投与を開始した．投薬開始後より有痛性筋けいれんはほとんど消失し，10 月には下肢の筋けいれんは完全に消失した．11 月には投薬がなくても筋けいれんはみられなくなった．

その他の漢方薬による治療

- 芍薬甘草湯の単独で効果が認められない場合には，抑肝散を併用するとよいといわれている．その他，肝硬変にともなう有痛性筋けいれんに対する柴苓湯や八味地黄丸による治療，さらに甘草乾姜湯，芍薬甘草附子湯，苓姜朮甘湯などによる治療報告がある．

牛車腎気丸

構成生薬：地黄，山茱萸，山薬，沢瀉，茯苓，牡丹皮，桂皮，附子，牛膝，車前子

- 牛車腎気丸は，地黄類に属す方剤で，そのおもな作用は腎作用増強で尿量増加に作用する．牛車腎気丸は有痛性筋けいれん，糖尿病性神経炎，腰痛，前立腺肥大，白内障，骨粗鬆症などの治療に用いられるほか，循環状態，糖代謝改善，利尿作用などの薬理作用を持つといわれる．
- 西澤ら[19]は，肝硬変をともなう有痛性こむら返

り75例を対象として，A群の牛車腎気丸90 mg/kg/日投与群（38例）とB群の芍薬甘草湯50 mg/kg/日投与群（37例）の2群に分類して12週間投与し，多施設無作為抽出比較試験により両薬剤の治療効果の比較を行った．有効率（著効＋有効）は，A群が60.5%，B群は40.5%で，牛車腎気丸のほうが有意に有効であったとし，さらに，副作用や臨床検査値の異常も有意に少なく，牛車腎気丸がよりすぐれていることを示唆した．

柴苓湯

構成生薬：柴胡，沢瀉，半夏，蒼朮，大棗，猪苓，人参，茯苓，甘草，桂皮，生姜

◤柴苓湯は，小柴胡湯と五苓散との合剤で，蛋白，脂肪代謝異常あるいは水，電解質異常の補正を介しての筋改善作用が期待されている．

◤中尾ら[20]は，慢性肝疾患にともなう有痛性筋けいれんの7例に対して，肝機能障害や水毒の改善を期待して柴苓湯を用いて治療した．7例に柴苓湯5.4〜8.1 g/日の2週間投与を行い6例で有痛性筋けいれんは改善（有効）し，そのうちの3例は完全消失した．副作用は1例で全身倦怠感の訴えがあったため，一時中止したところ消失し，それ以降は頓用投与により十分な効果が得られたとしている．

文　献

1）Layzer RB, Rowland LP：Cramps. N Engl J Med **285**：31-40, 1971
2）桑原　聡，服部孝道：筋電図の臨床，運動ニューロン疾患，ニューロパチーにおける muscle cramp と persistent Na＋conductance．臨床脳波 **45**：303-307，2003
3）角谷増喜：痙攣，こむら返りと漢方．漢方医学 **17**：189-199，1993
4）阪本次夫，星野昌伯：脳血管障害者の腓腹筋痙攣に対する芍薬甘草湯エキス顆粒の効果．日本東洋医学雑誌 **45**：563-568，1995
5）村上元庸：整形外科領域における有痛性筋痙攣（いわゆるこむらがえり）に対するツムラ芍薬甘草湯の治療効果．Nikkei Medical No **277**：190-191，2000
6）高雄由美子，森川　修，真田　鼎，他：痛みと漢方 **14**：62-65，2004
7）北岡治子，他：糖尿病患者にみられる有痛性筋痙攣（こむらがえり）の特徴．糖尿病 **34**：865-871，1991
8）Chou CT, Wasserstein A, Schmacher HR, et al：Musculo-skeletal manifestations in hemodialysis patients. J Rhematol **12**：1149-1153, 1985
9）Konikoff F, Theodor E：Painful muscle cramps. A symptom of liver cirrhosis? J Clin Gastroenterol **8**：669-672, 1986
10）木村正康：漢方方剤による病態選択活性の作用機序．代謝 **29**（臨時増刊号）：9-33，1992
11）熊田　卓，熊田博光，与芝　真，他：TJ-68ツムラ芍薬甘草湯の筋痙攣（肝硬変に伴うもの）に対するプラセボ対照二重盲検群間比較試験．臨床医薬 **15**：499-523，1999
12）小黒浩明，松井龍吉，河野直人，他：こむらがえりには芍薬甘草湯．治療増刊号 **87**：1215-1217，2005
13）熊倉美由貴，兵頭　透，冨満江梨子，他：血液透析患者の筋痙攣に対する芍薬甘草湯の即効性．透析ケア **6**：75-79，2000
14）佐藤節子，平良隆保，兵頭　透，他：慢性血液透析患者の筋痙攣に対する芍薬甘草湯の劇的な効果．泌尿器外科 **13**：221-227，2000
15）室賀一宏，松井則明：透析患者の下肢の筋痙攣に対する芍薬甘草湯の使用経験．日本東洋医学雑誌 **46**：467-469，1995
16）森　能史，太田正治，酒井基成，他：肝硬変に伴うこむら返りに対する芍薬甘草湯の効果．日本臨床内科医会会誌 **11**：204-207，1996
17）三浦義孝：糖尿病性神経障害による有痛性筋痙攣（こむら返り）に対する芍薬甘草湯の効果．日本東洋医学雑誌 **49**：865-869，1999
18）吉田麻美，北岡治子，増井義一，他：糖尿病患者における有痛性筋けいれん（こむら返り）に対する芍薬甘草湯の効果の検討．神経治療学 **12**：529-533，1995
19）西澤芳男，西澤恭子，雨森保憲，他：牛車腎気丸と芍薬甘草湯の肝硬変患者の有痛性こむら返りに対する鎮痛効果と安全性：多施設無作為抽出，比較試験による効果の検討．痛みと漢方 **10**：13-17，2000
20）中尾昌弘，平野東桓，平谷定彦，他：慢性肝疾患とくに肝硬変にみられる硬直性有痛性筋痙攣（こむら返り）に対する柴苓湯の使用経験．日本東洋医学雑誌 **43**：539-544，1993

その15　神経因性膀胱による排尿障害

要点：

❶排尿中枢あるいは下部尿路の支配神経路の障害によって起こる排尿障害を神経因性膀胱と呼ぶ．それらの神経支配となる大脳皮質・橋・脊髄・馬尾神経・末梢神経のどの部位での障害によっても排尿障害は起こりうる．

❷神経因性膀胱の問題点として，① とくに脳血管障害のリハビリテーションにあたって排尿障害の管理・ケアが重要となる．とくに，バルーンカテーテルの留置はリハビリの妨げとなる．② 尿の排出障害により多量の残尿をきたすと尿路感染症の誘因となり，高圧排尿により腎機能障害をきたすこともある．③ 蓄尿障害により尿失禁をきたすと患者および介護者に精神的，肉体的，経済的負担を与える．

❸神経因性膀胱による排尿障害の治療は，一般に西洋薬の薬物療法が選択される．尿の排出障害に対してはコリン作動薬，α受容体遮断薬，コリンエステラーゼ阻害薬が用いられ，蓄尿障害に対しては抗コリン薬（抗ムスカリン薬）が用いられる．

❹しかし，西洋薬治療によって治療が難渋したり，副作用を認める場合は漢方治療が適応となる．漢方薬は副作用が少なく，高齢者にも使用可能で，併用する西洋薬を減量することも可能となる．

❺漢方治療薬としては病態に応じて選択されるが，八味地黄丸，牛車腎気丸，猪苓湯などが用いられ，その有効性が示されている．

代表的漢方処方

1．八味地黄丸　　2．牛車腎気丸
3．猪苓湯

神経因性膀胱の発生機序

◤膀胱は脳，脊髄，末梢神経の支配下にあり，これらの神経活動によって蓄尿と排尿が行われる．畜尿は，膀胱からの知覚が脊髄反射を起こすことで実行される．すなわち，下腹神経（交感神経）による膀胱の排尿平滑筋自体の弛緩と内尿道括約筋の収縮，陰部神経（体性神経）による外尿道括約筋の収縮により蓄尿が行われる．一方，排尿は，膀胱の知覚が脊髄から脳の各部位に伝わり，橋にある排尿中枢が興奮し，その遠心路が脊髄を下降し，仙髄副交感神経節前ニューロンを興奮させ，膀胱の排尿平滑筋を収縮させる．

◤このように排尿反射は，脊髄—脳幹—脊髄反射で行われるが，脳幹より上位の中枢も排尿反射にかかわっており，とくに前頭葉，帯状回，大脳基底核が排尿反射を起こすことに抑制的に作用していると考えられている．

神経因性膀胱による排尿障害（表39）

◤排尿障害には，膀胱に尿を溜める蓄尿機能の障害と，溜めた尿を体外に排泄する排出障害とがあり，また，それらの複合した病態もある．

排出障害

◤排出障害をきたす中枢性疾患としては，脳血管障害，多系統萎縮症，認知症などがあり，さらに，腰部脊柱管狭窄症，変形性脊椎症，転移性

表 39　神経因性膀胱をきたすおもな疾患

1．脳の障害（脳幹より上位の中枢障害） 脳血管障害，脳腫瘍，脳外傷，認知症，多系統萎縮症，パーキンソン病，脳炎，髄膜炎
2．脊髄の障害 脊柱管狭窄症，変形性脊椎症，脊髄損傷，脊髄腫瘍 脊髄炎，脊髄血管障害，多発性硬化症，後縦靱帯骨化症，二分脊椎

脊椎腫瘍では馬尾神経障害によって起こる．

◤末梢性障害の原因疾患としては，糖尿病による末梢神経障害，広範子宮全摘出術後や直腸癌の Mile's 手術後の末梢神経障害などがあげられている．

蓄尿障害

◤蓄尿障害は過活動膀胱として代表される．切迫性尿失禁の有無にかかわらず頻尿，尿意切迫感を有する病態を overactive bladder（過活動膀胱）として定義されている．一般に過活動膀胱の患者は多く，日本の 40 歳以上の人口の 12.4%におよぶといわれる．

◤原因疾患として種々の疾患があるが，高齢者に多い神経因性の蓄尿障害の原因疾患としては，排出障害の場合と同様，脳血管障害，パーキンソン病，認知症，頸胸部脊柱管狭窄症，変形性脊椎症などがある．しかし，高齢者では前立腺肥大症と神経因性膀胱との合併が多いといわれる．

脳病変の局在と排尿障害

◤排尿障害を起こす大脳病変として Andrew & Nathan[1)] は，帯状回を含む前頭葉前内側面の脳血管障害や腫瘍で起こすことを報告し，Sakakibara ら[2)] も画像解析から前頭葉の前内側面，側脳室前角近傍，内包膝部の病変で排尿障害が多くみられ，脳血管障害患者の 53%に排尿障害を認めたと述べている．その排尿障害としては夜間頻尿がもっとも多く，ついで切迫性尿失禁，尿閉であったという．

◤尿の排出機能は，脊髄―脳幹―脊髄反射が必須であるが，橋被蓋の青斑核近傍にその中継核（橋排尿中枢）が存在する．最近，青斑核近傍の限局性病変の血管障害，腫瘍，脳幹脳炎，多発性硬化症によって蓄尿・排出障害をきたすことが確認されている．

神経因性膀胱の排尿障害に対する治療指針

◤脳血管障害による膀胱機能への影響は，発症後の経過時期によって変化するといわれる．急性期では低活性型になる傾向で，尿閉になることもある．慢性期では正常，または過活動型，すなわち頻尿，切迫性尿失禁を訴えることが多い．

◤神経因性膀胱の原疾患は根治できない場合が多いため，治療方針としては，腎機能の保全と尿路感染の予防に努め，排尿障害の病態に応じて低圧での蓄尿・排尿を行い，QOL の改善に努める．

西洋医学的治療

◤基本的には薬物療法を中心とした保存的治療を行う．しかし，排出障害による残尿に対しては，清潔な間歇的自己導尿が第一選択とされる．病態によっては留置カテーテルを用いる．

西洋薬による薬物療法（表 40）

① 排出障害の治療

◤薬物治療としては，コリンエステラーゼ阻害薬である distigmine（ウブレチド），コリン作動薬の bethanechol（ベサコリン）や前立腺部尿道の圧を低下させる α 受容体遮断薬として prazosin（ミニプレス），terazosin（バソメット，ハイトラシン），urapidil（エブランチル），tamsulosin（ハルナール），naftopidil（アビショット，フリバス）などが使用されている．これらは副作用として起立性低血圧をよく起こ

表 40　排尿障害の分類からみた西洋薬治療と副作用

排尿障害	作用臓器	薬剤	おもな商品名	副作用
蓄尿障害（尿失禁）	膀胱	抗コリン薬	バップフォー，ポラキス ベシケア	口渇
	尿道	三環系抗うつ薬 α-刺激薬	トフラニール エフェドリン	便秘，眠気 動悸
	骨盤筋 中枢	ホルモン薬 筋弛緩薬	エストロゲン製剤 リオレサール，ギャバロン	子宮体癌 倦怠感
排出障害（残尿）	膀胱	コリン作動薬	ベサコリン，ウブレチド	胃潰瘍
	尿道	α-遮断薬	ハルナール，エブランチル アビショット，ミニプレス	低血圧

表 41　排尿障害に対する漢方治療

排尿障害の分類	よく使われる漢方治療
切迫性尿失禁	八味地黄丸，牛車腎気丸，桃核承気湯，小建中湯
腹圧性尿失禁	補中益気湯，八味地黄丸，牛車腎気丸，清心蓮子飲，小建中湯，黄耆建中湯，六君子湯，桂枝茯苓丸，猪苓湯合四物湯
溢流性尿失禁	補中益気湯，八味地黄丸，牛車腎気丸，清心蓮子飲
尿閉	猪苓湯

すので注意を要する．

② 蓄尿障害の治療

◤蓄尿障害は，膀胱の異常収縮で生じることが多い．膀胱収縮は，副交感神経終末から放出されるアセチルコリンが膀胱平滑筋のムスカリン性受容体に結合して起こるため，抗コリン薬は，膀胱の異常収縮を抑制し，蓄尿障害を改善する．

◤蓄尿障害の代表的症状である過活動膀胱の治療薬として，抗コリン薬（抗ムスカリン薬）が用いられる．propantheline（プロバンサイン），oxybutynin（ポラキス），propiverine（バップフォー），solifenacin（ベシケア）がある．しかし，これらの副作用として口渇，便秘や認知機能を低下させることがあり，投薬量の減量，投薬中止になることもある．

漢方薬による治療

◤神経因性膀胱の治療は，一般に西洋薬によることが多いが，漢方薬の治療が適応となる場合は，① 西洋薬治療で難渋する場合，② 西洋薬の治療によって副作用がみられる場合，③ 漢方薬治療を希望する場合，④ 高齢者で老化にともなう諸症状のあるときに，一剤の漢方薬で対応したい場合などがあげられる．

尿失禁の漢方治療（表 41）

① 切迫性尿失禁

◤これは尿意が切迫したときに不随意に尿がもれる状態をいう．鎌上[3]は切迫性尿失禁の原因が，大脳皮質の排尿中枢あたりの脳循環不全に起因すると考え，脳循環に作用するといわれる八味地黄丸を投与し，78%の改善効果をみたとしている．

② 腹圧性尿失禁

◤くしゃみ，咳，前屈，重いものを持つなどで腹圧が上昇したときに，尿がもれる状態を腹圧性尿失禁という．これは閉経期以後のホルモン失調と骨盤底筋群や尿道括約筋の機能不全が，おもな原因としてとらえられている．菊谷[4]は，腹圧性尿失禁が脾虚と腎虚に関与しているとの考えから，補中益気湯，清心蓮子飲，小建中湯，黄耆建中湯，六君子湯，八味地黄丸などを治療薬としてあげている．

③ 溢流性尿失禁

◤これは前立腺肥大症，尿道狭窄などの尿道の閉塞性疾患や，子宮癌や直腸癌の手術後や脳脊髄疾患による神経因性膀胱などによって，膀胱が拡張し膀胱内圧が尿道内圧を超えると起こる失禁である．原因が前立腺肥大症などの尿道閉塞疾患の場合は，八味地黄丸，牛車腎気丸，清心蓮子飲などが用いられる．残尿が多い場合や，神経因性膀胱などの場合は，西洋薬の併用が必要なことも多い．

排尿障害の漢方治療（表 41）

八味地黄丸

構成生薬：地黄，山茱萸，山薬，沢瀉，茯苓，牡丹皮，桂皮，附子

牛車腎気丸

構成生薬：地黄，山茱萸，山薬，沢瀉，茯苓，牡丹皮，桂皮，附子，牛膝，車前子

◤排尿障害に対する漢方方剤としてもっともよく用いられるものとして八味地黄丸，牛車腎気丸がある．八味地黄丸は，地黄，山茱萸，山薬，沢瀉，茯苓，牡丹皮，桂皮，附子の 8 つの生薬からなる．地黄，山茱萸，山薬には，強壮，強請，滋潤の効果があり，茯苓には，鎮静，利尿が，沢瀉には，利尿，止渇，牡丹皮には，静脈うっ滞の改善，鎮痛の効果がある．桂皮，附子は，体を温め，新陳代謝を盛んにする作用がある．

◤これらの八味地黄丸，牛車腎気丸は，排尿障害のみならず，腰痛，下肢の関節痛，白内障の予防など一連の老化現象を改善・予防させる目的で使われる．一方，副作用としては，これらに含まれる地黄による胃腸障害，蕁麻疹があり，このようなことがある場合は，清心蓮子飲，猪苓湯などにかえる．

◤八味地黄丸は，前立腺肥大症，慢性膀胱炎，神経因性膀胱などによる排尿障害によく用いられている．八味地黄丸の投薬による排尿困難の自覚症状の改善率は 53〜80％であった[5,6]．また，牛車腎気丸を用いた排尿障害の改善効果は，57〜81％であった[7,8]．

猪苓湯

構成生薬：沢瀉，茯苓，猪苓，阿膠，滑石

猪苓湯合四物湯

構成生薬：地黄，芍薬，川芎，当帰，沢瀉，茯苓，猪苓，阿膠，滑石

◤猪苓湯の証は，尿量減少，排泄困難，口渇を訴える場合といわれ，尿道炎，膀胱炎，腎盂腎炎，腎炎などに有効とされている．猪苓湯は沢瀉，猪苓，茯苓，阿膠，滑石の生薬からなる．各生薬の作用は，沢瀉は利尿作用をもち，猪苓には，利尿，解熱，止渇と鎮静作用がある．茯苓は，身体内の水分代謝を調整し，興奮と動悸を静める．阿膠は，各種のアミノ酸を含み，粘膜刺激緩和，保護作用があり，滑石にも利尿，消炎作用がある．

◤若林ら[9]は，脳卒中（脳出血，脳梗塞）の急性期に，バルーン抜去後尿閉をきたした 10 例について猪苓湯 7.5 g/日，分 3 を 2 週間投与し，9 例（90％）に改善を認めたと報告している．しかし，猪苓湯単独投与では効果は弱く，改善のみられた 9 例中 5 例は，塩化 bethanechol の併用を要したという．猪苓湯には，利尿作用，排尿筋収縮作用があり，尿閉時の atonic bladder に対し効果がみられたとしている．

◤伊藤ら[10]は，猪苓湯を用いた治療により神経性頻尿に対して 54.6％，膀胱症状に対し 66.7％に有効性を認めたとした．

◤宮北ら[11]は神経性頻尿の 15 例中 8 例（53.3％）に有効で，神経因性膀胱，慢性・急性膀胱炎の 57.9％に有効であったと述べている．

◤菅谷ら[12]は，各種疾患による下部尿路不定愁訴のある尿道症候群の女性患者 71 例に対し，猪苓湯または猪苓湯合四物湯を 4 週間投与し，そ

れらの効果を比較検討した．猪苓湯投与の34例では，中等度以上の改善が71％で，とくに頻尿，排尿時痛に有効であった．猪苓湯合四物湯投与の37例では，中等度以上の改善が57％で，排尿困難，残尿感と下腹部の不快感に有効であったとしている．副作用については，猪苓湯群で6％，猪苓湯合四物湯群では，14％であったと報告し，第一選択薬として猪苓湯をすすめている．

自験例の検討：脳血管障害急性期の尿閉

❖筆者は脳血管障害急性期にFoleyカテーテルを抜去後尿閉をきたした4例（3例；脳梗塞，1例；脳出血）に対し，猪苓湯を単独，またはdistigmineやtamsulosinとの併用治療により，全例自尿がみられ改善した症例を経験した．これらは若林ら[9]と同様の結果であった．代表的症例を提示する．

症例1　70代，女性

診断：左視床出血，脳室内出血．

07年11月上旬，突然意識障害（3点），右片麻痺，構音障害，嘔吐で発症し入院した．modified Rankin Scale 5であった．CTでは，左視床出血と脳室穿破による脳室内出血を認めた．

入院10日目にFoleyカテーテル抜去したが，排尿を認めず再挿入した．同日に猪苓湯7.5 g/日，分3を単独投薬した．5日後（猪苓湯5日間内服後）に再度カテーテル抜去したところ同日より自尿を認め，その後も投薬を続けることにより，排尿障害は認めず改善した．

症例2　80代，男性

診断：脳梗塞（右前頭葉）．

07年9月中旬，左片麻痺がみられ近医へ入院．右前頭葉に脳梗塞を認めたが，保存的治療により歩行可能となった．

約2ヵ月後より左片麻痺，歩行困難となり，発症4日目には左片麻痺はさらに増悪した．2日後に入院し，意識レベルは3点であった．MRでは，右前頭葉に旧脳梗塞病変の周辺に新しい脳梗塞の合併がみられた．

入院後尿閉があり，Foleyカテーテルを留置した．入院25日目にFoleyカテーテルを抜去したが排尿を認めず，カテーテルを再挿入した．同日より猪苓湯7.5 g/日，分3の単独投薬を開始し，継続投与とした．1週間後（猪苓湯5日間内服後）に再度カテーテルを抜去したところ，排尿がみられた．それ以降も，順調に排尿がみられ良好な経過を示した．

西洋薬による副作用（口渇）に対する麦門冬湯，白虎加人参湯

◤布施ら[13]は，神経因性膀胱や尿失禁に対しpropiverine，oxybutyninの西洋薬が有用であったが，副作用として，口渇があったため，減量，または中止になることをしばしば経験したが，これらの副作用に対し麦門冬湯，白虎加人参湯の投薬併用治療を行い，有用であったと報告している[13]．

文　献

1) Andrew J, Nathan PW：Lesions of the anterior frontal lobes and disturbances of micturition and defaecation. Brain **87**：233-262, 1964
2) Sakakibara R, Hattori T, Yasuda K, et al：Micturitional disturbance after acute hemispheric stroke：analysis of the lesion site by CT and MRI. J Neurol Sci **137**：47-56, 1996
3) 鎌上雅夫：脳血管障害で頻尿，尿失禁を合併している症例に対する牛車腎気丸の効果．第7回和漢医薬学会要旨集：75，1990
4) 菊谷豊彦：特集　老年期疾患　保険適用製剤による老年期疾患の漢方治療．現代東洋医学 **12**：45-51，1991
5) 栗田　孝，他：排尿障害に対する保存的治療について．泌尿紀要 **25**：395-404，1979
6) 北川龍一，加納勝利，西浦　弘　他：八味地黄丸の使用経験．泌尿紀要 **26**：97-101，1980
7) 仁藤　博：ツムラ牛車腎気丸の排尿障害に対する効果．漢方医学 **7**：14-15，1983
8) 徳永周二，中嶋孝夫，山口一洋，他：排尿障害患者に対する牛車腎気丸の臨床的検討．西日泌尿 **54**：1067-1070

1992
9）若林礼浩，古林秀則：脳卒中後尿閉に対する猪苓湯の効果．漢方医学 **29**：270-272，2005
10）伊藤秀明，百瀬俊郎：泌尿器科領域における猪苓湯の使用経験．西日泌尿 **42**：471-474，1980
11）宮北英司，河村信夫，村上康秀：尿路不定愁訴に対する猪苓湯の効果．西日泌尿 **47**：1859-1861，1985
12）菅谷公男，西沢 理，能登宏光，他：尿道症候群に対するツムラ猪苓湯とツムラ猪苓湯合四物湯の効果．泌尿紀要 **38**：731-735，1992
13）布施春樹，前田雄司，四柳智嗣，他：塩酸プロピベリンによる口渇に対する麦門冬湯および白虎加人参湯の有用性について．漢方診療 **18**：118-121，1999

MEMO

高齢者と漢方治療

高齢者の特徴としては，
①一人で多くの疾患を持っている．
②慢性的な疾患が多い．
③生体の抗病反応が低下している．
④老化により基本的に身体の「乾燥」「冷え」の過程がある．
⑤ある特定器官の障害であっても，常に老化現象による多臓器機能障害が背景にある．

高齢者の漢方治療
高齢者では補剤を用いることが多く，これによって高齢者の全身の活力を高め，免疫力を高める．よく用いられる代表的処方として，八味地黄丸，補中益気湯，十全大補湯，真武湯などがある．
①老化予防・抗病力の賦活—補腎薬
「腎」（先天的な生命力）の力が弱められている場合に補腎薬を用いる．これは老化にともなう動脈硬化，白内障，前立腺肥大や，血管・内分泌系の老化で使用される．胃腸が丈夫な場合の代表的補腎薬としては八味地黄丸がある．
②消化吸収力・抗病力の賦活—補脾薬
「脾」（後天の生命力）の力が弱められている場合に補脾薬が使用される．補脾薬は胃腸の働きをよくし，免疫力を高め，精神活動を活発にする．代表的な補脾薬は補中益気湯であるが，全身的な機能低下がある場合には十全大補湯，真武湯が使用される．
③高齢者では，身体の「乾燥」「冷え」の傾向があることから，滋潤剤（水分保持剤），温補剤を多用する傾向である．漢方薬としては地黄剤，参耆剤（人参，黄耆を含む処方），附子剤などを多用する．
④高齢者の漢方薬は補剤が使用されることが多いが，症例よっては瀉剤が必要となる．便秘や瘀血（微小循環障害）に対し大黄を含む処方（大承気湯，桃核承気湯，大黄牡丹皮湯）が用いられる．大黄には抗炎症，微小循環改善，向精神作用など多彩な作用がある．承気は気を承らすという意味で，便秘にともなううつ状態や精神活動の停滞を改善させる．

その16　脳神経麻痺による中枢性難治性咳嗽

要点：

❶難治性咳嗽は，QOLの面からも非常につらい症状の一つである．脳神経麻痺による難治性乾性咳嗽に対し，西洋薬による治療で改善が困難であった症例に対し，麦門冬湯が奏効した一例について述べる．

代表的漢方処方

1．麦門冬湯

自験例の検討：
中枢性難治性咳嗽
頭蓋底脳腫瘍

症　例　50代，女性

主訴：乾性咳嗽，嗄声，嚥下障害

現病歴：神経学的にめまい，舌咽神経麻痺があり，右側頭骨内から内頸静脈孔におよぶ脳腫瘍を指摘され，初診となった．97年3月に腫瘍部分摘出術を行い，術後新たな神経障害を認めず，経過良好で退院となった．病理診断は軟骨肉腫であった．退院後約6ヵ月後頃より乾性咳嗽が出現し，嗄声，軽度の嚥下障害もともなうようになり，右舌因・迷走・舌下神経麻痺を認めた．98年6月頃から咳嗽が強く，咳が出はじめると止まらなくなり，しばしば呼吸困難をともなった．

治療経過：まず西洋薬の鎮咳剤として，ヒベンズ酸チペピジン散，去痰剤（L-カルボシステイン，塩酸ブロムヘキシン）を投与したが，改善されなかった．そこで98年8月より麦門冬湯エキス顆粒（9.0 g/日）分3の投与を開始した．投与1ヵ月後には，咳嗽は著明に消退し，勤務も可能の状態となった．漢方薬の継続により経過良好で，投与6ヵ月後頃より，投薬量を徐々に減量，中止しても変わらず良好となった．

考察：

❖咳嗽に対する漢方治療にあたっては，まずその原因を明確にし，西洋医学的治療を要する疾患かどうかの検討を要する．一般に，咳嗽，喀痰などが持続する場合に，漢方薬が良い適応で，西洋薬に漢方薬の併用，または漢方薬単独治療を行う．痰の切れにくい，しつこく続く乾性咳嗽に対しては麦門冬湯が頻用される．

麦門冬湯（乾性咳嗽）　**第一選択薬**

構成生薬：麦門冬，半夏，大棗，甘草，人参，粳米

◤麦門冬湯は，一般に体力中等度，もしくはそれ以下の人の激しい乾性咳嗽で，発作性に咳が頻発して，顔面紅潮する場合に用いられ，通常気管支喘息や気管支炎などに適応とされる．麦門冬湯は6つの生薬からなっているが，麦門冬と甘草が鎮咳作用のおもな働きを持ち，その作用機序は，末梢気道粘膜の障害にともなう気道知覚神経の興奮を抑制することによるとされる．さらに去痰，気管支拡張作用もある．半夏は，証のうちの「気」がつまったものを通し，「気」の上逆を治す．人参と粳米は，胃を強壮にし，人参と麦門冬が，協力して滋潤の効果を現す．甘草，大棗は急迫を緩めて諸薬を調和するとされる．

◤本症例のごとく難治性咳嗽が持続し，しばしば呼吸困難もともないADLの低下にもつながることから，QOLの面からも咳嗽の改善が望まれる．西洋薬のリン酸コデインなどの麻薬性鎮咳剤は，連用による副作用の問題がある．麦門

冬湯は，西洋薬の鎮咳去痰剤が無効な例に，著効を奏することがあり，一剤で多彩な効果（咳を鎮め，痰を切り，気道を潤すなど）があることから，とくに高齢者の呼吸器病態に広く適用されている．これまで主として気管支喘息，気管支炎，肺癌など呼吸器疾患に用いられてきたが，本例のごとく，中枢性脳神経麻痺による難治性咳嗽にも有効な症例のあることが示唆された．

MEMO

五行学説

中国の古代人は，木，火，土，金，水という性質のまったく異なる 5 つの基本要素によって，自然界に存在するあらゆる物質が構成されていると認識していた．また，自然界の現象は，すべてこれら 5 つの基本要素の運動，変化によって説明できるとしている．「行」は，行っているとか動いているという，運動を表している．そして，人間生活にも自然現象と同じように五行学説を応用することが可能と考えた．

すなわち，五行学説では，自然界のエネルギー変化を次のように表現している．「木は燃えて火となり，火は燃え尽きて土となる．土は金（金属）を産し，金は朝霧を集め水をなす．水は木を慈しむ」この関係を五行の母子関係（相性関係）と呼んでいる．

もう一つの「五行」間の関係として「相克」がある．この場合の 5 つの関係は「金（金属）は道具となり木を倒し，木はその根を土の中に張る．土は堤防となり水の流れをコントロールし，水は火を消す．そして，火は金属を溶かす」としている．この「相性」と「相克」は，自然界における「促進」と「制御」の関係を表している．この関係は，ちょうど車の「アクセル」と「ブレーキ」の関係で，この両者によって自然界の秩序が保たれているとされた．

生薬・方剤索引

一般索引

欧文索引

和文索引

あ

い

う

え

お

【著者紹介】

宮上　光祐（みやがみ　みつすけ）

1965 年　日本大学医学部卒業
1992 年　日本大学脳神経外科助教授
2003 年　日本大学脳神経外科教授
2008 年　竹の塚脳神経リハビリテーション病院院長
　　　　　日本大学客員教授
第 12 回日本脳神経外科漢方医学会会長（2003 年）
日本脳神経外科漢方医学会理事，日本東洋医学会会員
日本脳神経外科専門医

現在にいたる．

© 2009　　第 1 版発行　2009 年 7 月 31 日

初めて学ぶ脳神経疾患の漢方診療
—おもな漢方処方と治療報告—

著　者　宮上　光祐

発行者　服部　治夫
発行所　株式会社新興医学出版社

〒113-0033　東京都文京区本郷 6-26-8
TEL 03-3816-2853
FAX 03-3816-2895
E-mail shinkoh@viola.ocn.ne.jp
URL http://shinkoh-igaku.jp

※定価はカバーに表示してあります
〈検印廃止〉

印刷　三報社印刷株式会社　　ISBN 978-4-88002-686-2　　郵便振替　00120-8-191625

好評既刊

宮上光祐 著

わかりやすい脳脊髄のMR・CT
診断のポイントと症例集

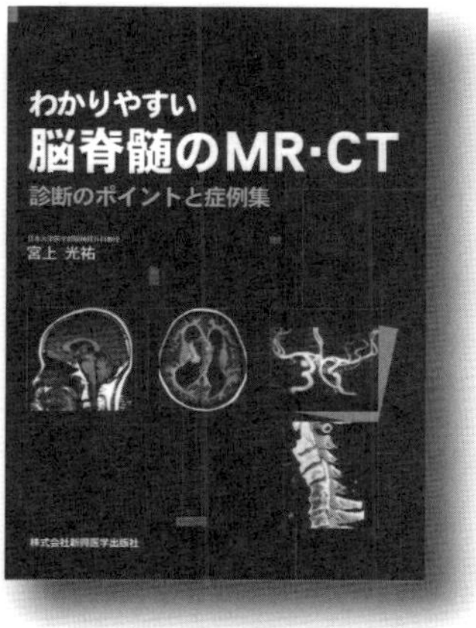

B5 判　198 ページ

ISBN978-4-88002-632-9

定価 **6,825** 円
（本体 6,500 円＋税 5 %）

- 実際に経験した代表症例全 114 例を元に、その症例の具体的な初発症状、神経所見を含め、画像をわかりやすく詳細に説明.
- MR および CT の各断層面の正常像と解剖学的位置関係の要点について記載.
- 各疾患の診断上のポイント、MR・CT 画像所見の要点について、単純、造影所見および T1 強調像、T2 強調像を箇条書きにまとめました.
- 最近の 3D-CT や MRA などの画像も加え、新しい知見を取り入れました.
- 症例の画像の提示は、可能な限り MRI（T1 強調像、T2 強調像）と CT（単純、造影像），3D-CT などを並列して表示．同一症例での対比が可能.
- 本書の最後に各疾患の具体的症例の一覧とその索引ページを記してあるので、普段の診療にアトラスとしてすぐ役立たせられます.

本書の構成

新刊のご案内

多発性硬化症の診断と治療

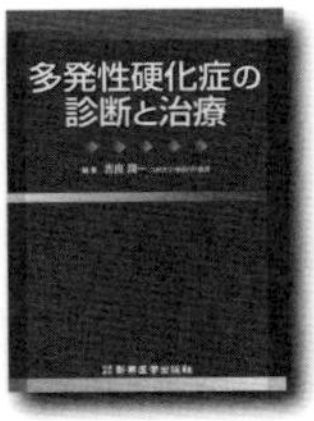

編著＝吉良　潤一（九州大学神経内科教授）

患者さんはいったん発病したら40年ほども多発性硬化症を抱えて生きていくことになります。したがって、私たち神経内科医は多発性硬化症が、life-longな病気であることを認識して、現時点の治療にあたることが肝要です。

●B5判　285頁　定価9,450円（本体9,000円＋税5%） [ISBN978-4-88002-678-7]

脳疾患によるアパシー（意欲障害）の臨床

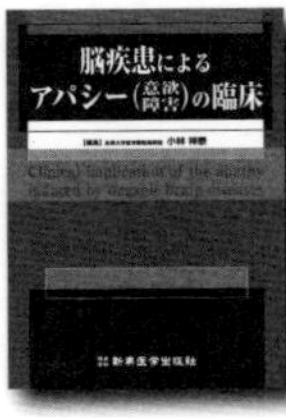

編著＝小林　祥泰（島根大学 理事・島根大学医学部附属病院病院長）

アパシーとは何か、アパシーの評価法、脳血管障害やアルツハイマー病、パーキンソン病、うつ病、頭部外傷などにおけるアパシーの実態をまとめると共に、事象関連電位や局所脳血流などによるアパシーの臨床科学的解析についても理解できるようになっている。

●B5判　169頁　定価3,885円（本体3,700円＋税5%） [ISBN978-4-88002-687-9]

認知リハビリテーション2008

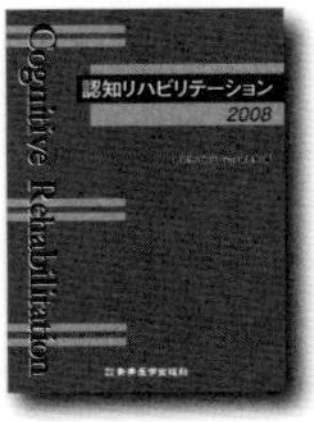

編＝認知リハビリテーション研究会

本書は第17回認知リハビリテーション研究会プログラムのプロシーディング集です。
今回は特に今水寛先生による特別講演「道具使用の学習と脳活動の変化─リハビリテーションへの応用の可能性」は行為・運動のリハビリテーションに関わる臨床の先生方にとって、必読です。

●B5判　58頁　定価2,310円（本体2,200円＋税5%） [ISBN978-4-88002-685-5]

摂食・嚥下障害リハビリテーション

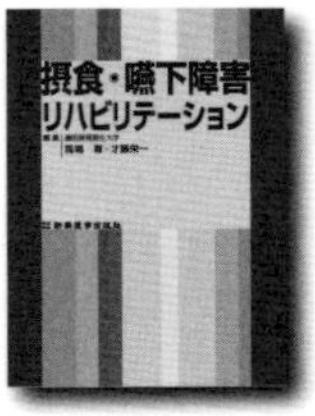

編著＝馬場　尊・才藤　栄一（藤田保健衛生大学）

本書では摂食・嚥下障害にリハビリテーションが介入するとどのような改善がみられるか、その過程の考え方を紹介し、摂食・嚥下障害の基礎知識、評価、リハビリテーションの実際までを詳しく解説。臨床の現場に立つ先生方にすぐに役立つ内容となった。

●B5判　143頁　定価3,675円（本体3,500円＋税5%） [ISBN978-4-88002-677-0]

強直性脊椎炎
─患者、介護者、医療従事者のための専門的アドバイス─

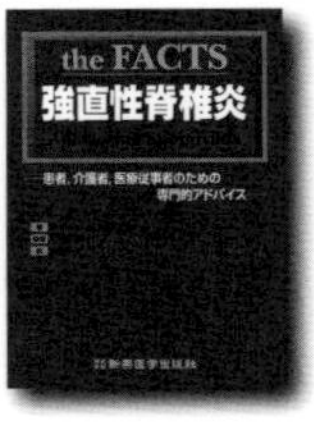

監訳＝浦野　房三（篠ノ井総合病院リウマチ膠原病センター長）／訳＝田島　彰子／原著＝MA Khan

自ら医師であり、AS患者でもある著者がAS患者を診る医師とAS患者にとって本当に必要なことを非常にわかりやすく実践的にまとめた。ASを診る医師はもちろん，患者とその家族にも一読をおすすめしたい。

●A5判　144頁　定価2,625円（本体2,500円＋税5%） [ISBN978-4-88002-499-8]

症例から学ぶ脊椎関節炎
─強直性脊椎炎、未分化型脊椎関節炎ほか─

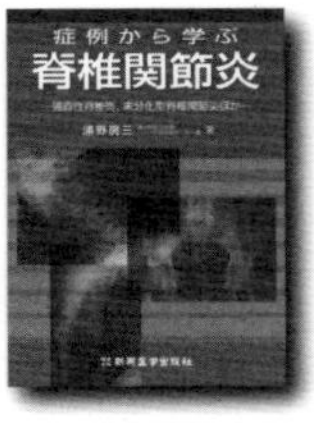

著＝浦野　房三（篠ノ井総合病院リウマチ膠原病センター長）

広範囲に疼痛をきたす脊椎関節炎は医療関係者には病名は知られているが、診断方法が十分に行き渡っておらず、十分な対応がなされていないのが現状である。本書では脊椎関節炎の症状、病態や関連の深い病気まで、その検査・診断、予後や治療法を実際の48症例を掲載し、わかりやすく解説した。

●B5判　131頁　48症例　定価3,885円（本体3,700円＋税5%） [ISBN978-4-88002-684-8]

株式会社 新興医学出版社
〒113-0033　東京都文京区本郷6-26-8
TEL. 03-3816-2853　FAX. 03-3816-2895
http://www.shinkoh-igaku.jp
e-mail: shinkoh@viola.ocn.ne.jp